AF090054

Kohlhammer

Die Autoren

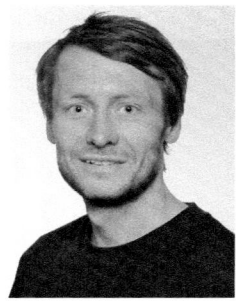

Dr. phil. Charles Benoy ist klinischer Psychologe, psychologischer Psychotherapeut und Verhaltenstherapeut. Seine klinische Tätigkeit absolviert er in der Rehaklinik des Centre Hospitalier Neuro-Psychiatrique (CHNP) in Luxemburg, wo er ebenfalls die Abteilung für klinische Studien leitet. Er forscht zudem an der Klinik für Erwachsene der Universitären Psychiatrischen Kliniken (UPK) Basel in der Schweiz. Er hat Lehraufträge der Universitäten Basel, Luzern und Luxemburg inne und ist als verhaltenstherapeutischer Supervisor an verschiedenen Ausbildungsinstituten und Kliniken im deutschsprachigen Raum tätig.

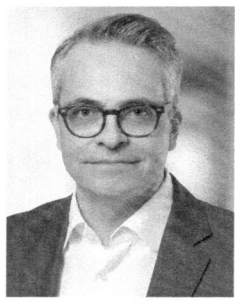

Prof. Dr. med. Marc Walter ist Facharzt für Psychiatrie und Psychotherapie, Facharzt für Psychosomatische Medizin und Psychotherapie sowie psychoanalytischer Psychotherapeut. Er ist Leiter und Chefarzt der Klinik für Psychiatrie und Psychotherapie der Psychiatrischen Dienste Aargau AG (PDAG) sowie Professor für Psychiatrie und Psychotherapie an der Universität Basel. Wissenschaftlich war er an der Charité in Berlin und an der Harvard Medical School in Boston tätig. Seine Forschungsschwerpunkte sind Persönlichkeitsstörungen, Psychotherapie und Suchtmedizin.

Charles Benoy
Marc Walter

Panik

Angst und Panikattacken verstehen
und bewältigen

Mit Illustrationen von Patrick Walter

Verlag W. Kohlhammer

Dieses Werk einschließlich aller seiner Teile ist urheberrechtlich geschützt. Jede Verwendung außerhalb der engen Grenzen des Urheberrechts ist ohne Zustimmung des Verlags unzulässig und strafbar. Das gilt insbesondere für Vervielfältigungen, Übersetzungen, Mikroverfilmungen und für die Einspeicherung und Verarbeitung in elektronischen Systemen.

Pharmakologische Daten, d. h. u. a. Angaben von Medikamenten, ihren Dosierungen und Applikationen, verändern sich fortlaufend durch klinische Erfahrung, pharmakologische Forschung und Änderung von Produktionsverfahren. Verlag und Autoren haben große Sorgfalt darauf gelegt, dass alle in diesem Buch gemachten Angaben dem derzeitigen Wissensstand entsprechen. Da jedoch die Medizin als Wissenschaft ständig im Fluss ist, da menschliche Irrtümer und Druckfehler nie völlig auszuschließen sind, können Verlag und Autoren hierfür jedoch keine Gewähr und Haftung übernehmen. Jeder Benutzer ist daher dringend angehalten, die gemachten Angaben, insbesondere in Hinsicht auf Arzneimittelnamen, enthaltene Wirkstoffe, spezifische Anwendungsbereiche und Dosierungen anhand des Medikamentenbeipackzettels und der entsprechenden Fachinformationen zu überprüfen und in eigener Verantwortung im Bereich der Patientenversorgung zu handeln. Aufgrund der Auswahl häufig angewendeter Arzneimittel besteht kein Anspruch auf Vollständigkeit.

Die Wiedergabe von Warenbezeichnungen, Handelsnamen und sonstigen Kennzeichen in diesem Buch berechtigt nicht zu der Annahme, dass diese von jedermann frei benutzt werden dürfen. Vielmehr kann es sich auch dann um eingetragene Warenzeichen oder sonstige geschützte Kennzeichen handeln, wenn sie nicht eigens als solche gekennzeichnet sind.

Es konnten nicht alle Rechtsinhaber von Abbildungen ermittelt werden. Sollte dem Verlag gegenüber der Nachweis der Rechtsinhaberschaft geführt werden, wird das branchenübliche Honorar nachträglich gezahlt.

Dieses Werk enthält Hinweise/Links zu externen Websites Dritter, auf deren Inhalt der Verlag keinen Einfluss hat und die der Haftung der jeweiligen Seitenanbieter oder -betreiber unterliegen. Zum Zeitpunkt der Verlinkung wurden die externen Websites auf mögliche Rechtsverstöße überprüft und dabei keine Rechtsverletzung festgestellt. Ohne konkrete Hinweise auf eine solche Rechtsverletzung ist eine permanente inhaltliche Kontrolle der verlinkten Seiten nicht zumutbar. Sollten jedoch Rechtsverletzungen bekannt werden, werden die betroffenen externen Links soweit möglich unverzüglich entfernt.

Mit Illustrationen von Patrick Walter

Umschlagsbild: muratart - stock.adobe.com

1. Auflage 2025

Alle Rechte vorbehalten
© W. Kohlhammer GmbH, Stuttgart
Gesamtherstellung: W. Kohlhammer GmbH, Stuttgart

Print:
ISBN 978-3-17-042750-1

E-Book-Formate:
pdf: ISBN 978-3-17-042751-8
epub: ISBN 978-3-17-042752-5

Inhalt

Vorwort		7
1	**Was ist Panik und wie unterscheidet sie sich von Angst?**	9
	Wie wird Angst eingeordnet?	11
	Wie wird Panik eingeordnet?	13
	Was passiert im Gehirn, wenn Angst und Panik erlebt werden?	15
2	**Warum erleben wir Panik und was löst sie aus?**	17
	Wie entsteht eine Panikattacke?	18
	Was löst die Panikattacke aus?	20
	Warum taucht Panik auf einmal so oft bzw. immer öfter auf, obwohl dieses Gefühl zuvor nicht empfunden wurde?	24
	Gibt es Menschen, die anfälliger für Panikattacken sind? Und wenn ja, was macht mich anfälliger?	26
3	**Ist Panik ungesund? Ab wann spricht man von einer Krankheit und wie viele Menschen leiden darunter?**	33
	Ist Panik ungesund?	33
	Wie häufig sind Angststörungen und wie verbreitet sind Panikstörungen als eine Form der Angststörungen?	34
	Ab wann wird Panik und Angst zur Krankheit bzw. zu einer psychischen Störung und wie häufig treten diese auf?	35
	Welche Angststörungen gibt es, wie unterscheiden sie sich voneinander und von anderen psychischen Störungen und wie wird eine Angststörung diagnostiziert?	35
4	**Wie erfolgt die Behandlung von Panik und Panikstörungen?**	43
	Ich leide unter Panik, was kann ich tun?	44
	Eine Person in meinem Umfeld ist von Panik betroffen, wie kann ich ihr helfen?	65
	Ich bin Arzt – was muss ich beachten und wie kann ich helfen?	68
	Ich bin Psychotherapeut – wie sollte eine Psychotherapie für Menschen mit anhaltender und/oder wiederkehrender Panik gestaltet werden?	73
Zum Abschluss		87

Anhang: Geschichte der Angst-Theorien **89**
    Angst als »krankhafte Gemütsbewegung« (Emil Kraepelin) 89
    Angst als »neurotische Angst« (Sigmund Freud) 90
    Angst als »Grundangst« (Karen Horney) 91
    Angst bei strukturellen Störungen (Heinz Kohut) 93
    Angst bei Bindungs- und Mentalisierungsstörungen (Peter Fonagy) 94

Literatur **96**

Vorwort

In einem der regelmäßigen Gespräche, die wir während unserer gemeinsamen Zeit in den Universitären Kliniken in Basel führten, unterhielten wir uns über die Beobachtung, dass der Begriff *Panik* uns immer öfter im klinischen Alltag zu begegnen schien. Obwohl wir nicht unbedingt mehr Menschen mit klassischen Panikattacken oder sogenannten Panikstörungen in unseren Behandlungen sahen, berichteten Patientinnen und Patienten immer öfter und auch im Rahmen von anderen Krankheitsbildern von *Panik*, *Panikattacken* und *Panikanfällen*.

Zuerst dachten wir uns, dass das Wort bzw. der Begriff *Panik* wohl einfach immer *öfter und breiter genutzt* würde. Dass das Wort *Panik* sozusagen den Weg in die Alltagssprache gefunden haben könnte und heutzutage dazu dienen würde, ein sehr viel breiteres Spektrum an inneren menschlichen Zuständen zu benennen, als es bis dato im Fachjargon der Fall war. Soweit zumindest eine mögliche Hypothese.

Eine andere Möglichkeit könnte aber natürlich auch sein, dass Menschen heutzutage tatsächlich *mehr Panik* erleben. Dass der physiologische, als (lebens-)bedrohlich wahrgenommene Erregungszustand also tatsächlich *mehr erlebt wird*. Das würde bedeuten, dass unser Gehirn bzw. unser Verstand den eigenen Körper öfter als bedroht wahrnimmt und mit einer entsprechenden aktivierenden Alarmreaktion reagiert. Im Zuge zunehmend hoher – zumindest von uns subjektiv wahrgenommener – Leistungsansprüche unserer gegenwärtigen Zeit, in der der menschliche Körper (z. T. auch in der modernen Medizin) oftmals mit einer Maschine gleichgesetzt wird, erscheint es zumindest theoretisch nachvollziehbar, dass wir immer höhere Ansprüche an unseren Körper stellen. Ergo bewertet, so die zweite Hypothese, unser Verstand immer öfter gewöhnliche (in den meisten Fällen normale) körperliche Prozesse und Schwankungen als anormal und pathologisch, und schlägt dadurch öfter Alarm – die dann als Panik wahrgenommen werden.

Tatsächlich – und das wollen wir gleich vorwegnehmen – wissen wir nicht, ob eher Ersteres oder Zweiteres, oder vielleicht sogar beides gleichermaßen, der Grund dafür ist, dass wir es in der Praxis immer mehr mit dem Phänomen *Panik* zu tun haben. Und wir haben ehrlich gesagt auch nicht den Anspruch, dieser spezifischen Frage auf den Grund zu gehen (wir sind auch tatsächlich nicht kompetent genug für die Beantwortung dieser eher soziologisch-sozialpsychologischen Frage). Als Kliniker wollen wir in diesem Buch vielmehr beschreiben, wie im Alltag mit diesem zunehmenden Phänomen umzugehen ist. Wir benutzen an dieser Stelle bewusst den Begriff *Phänomen* und nicht Symptom, Syndrom oder Krankheit. Denn wir wollen dieses Phänomen bewusst breit fassen und praxisnah beschreiben, wie Menschen selbst, aber auch Angehörige und Freunde sowie Fachpersonen anderer

Fachbereiche wie der klinischen Psychologie oder der Psychiatrie mit dem Phänomen der Panik wie auch mit den Betroffenen selbst umgehen können.

Unser Buch möchte praktisch und alltagsnah sein. Wir beide haben bereits einige Fachbücher geschrieben. Mit diesem Werk wollten wir uns aber speziell nicht nur an Fachpersonen richten und auch ein möglichst praktisches Buch schreiben. Ein Buch, das man nicht von Anfang bis zum Ende lesen muss, sondern ein Buch, in dem man mal rasch nachschlagen oder einfach eine Passage lesen kann, weil die Inhalte gerade interessant oder relevant erscheinen. Tatsächlich ist uns das alles nicht ganz so einfach gefallen, wie wir anfangs dachten. Wir versuchten, gewohnte Schreibweisen und -stile zu flexibilisieren, um ein möglichst einfaches und angenehmes Leseerlebnis für alle zu ermöglichen. Wir hoffen, es ist uns gelungen. An dieser Stelle dem Lektorat des Verlages ein großes Dankeschön für die Hilfe und vor allem für die Geduld bei der Begleitung auf diesem Weg. Ganz speziell möchten wir aber auch noch Patrick Walter danken, der dieses Buch so wunderbar illustriert hat. Die Kunst bringt es nicht selten besser auf den Punkt als unsere oft sperrige und unpräzise Sprache, vor allem wenn es um emotionale Inhalte geht.

Sollten Sie uns ein Feedback zu dem Buch schreiben wollen, würden wir uns über einen entsprechenden Austausch ehrlich freuen.

Nun wünschen wir Ihnen eine hoffentlich angenehme und spannende Lektüre.

Luxemburg und Basel, im Sommer 2024
Charles Benoy und Marc Walter

1 Was ist Panik und wie unterscheidet sie sich von Angst?

Beginnen wir zunächst mit einer groben Erläuterung und der Klärung von wichtigen Begrifflichkeiten.

Angst ist eine körperliche Reaktion auf Stress *(Angst-Symptom)* und ein wichtiges menschliches Gefühl *(Angst-Gefühl)*. Angst wird dann pathologisch bzw. krankhaft, wenn unsere normale Funktionsfähigkeit durch sie eingeschränkt wird und wir unter den Symptomen der Angst leiden. Dann spricht man von einer *Angststörung*.

Panik ist die extremste Form des Angst-Erlebens *(Angst-Symptom)*. Die Panik kann als Symptom bei unterschiedlichen psychischen Störungen auftreten. Tritt Panik vermeintlich unspezifisch und immer wieder wie aus heiterem Himmel auf, spricht man von einer *Panikstörung*, die eine spezifische Form der übergeordneten Kategorie der Angststörungen ist.

Aber was sind Angst-Symptome? Zunächst gibt es Körperempfindungen, die mit Angst einhergehen. Das sind beispielsweise Schwindelgefühle, Pulserhöhung, Zittern oder vermehrtes Schwitzen. Die Knie werden weich, das Herz klopft bis zum Hals, die Brust schnürt sich zusammen und die Luft bleibt weg. Diese Angst-Symptome können einzeln oder auch zusammen auftreten.

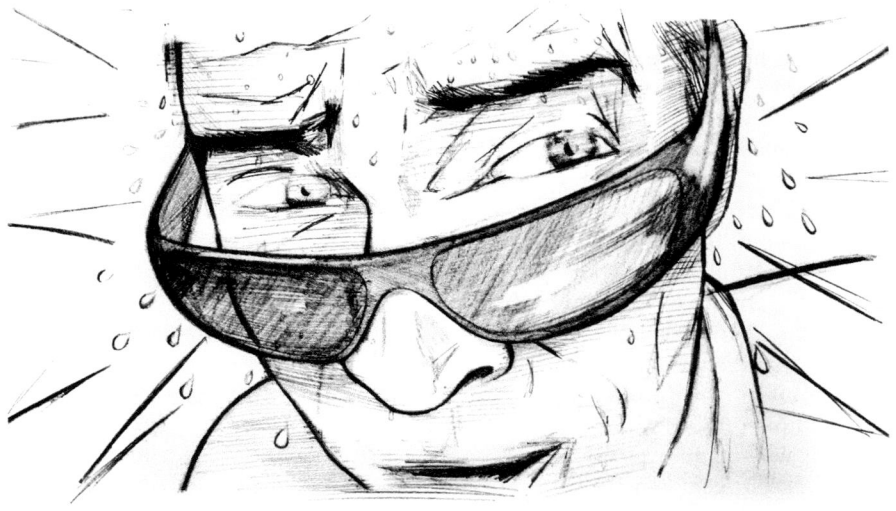

1 Was ist Panik und wie unterscheidet sie sich von Angst?

Zu einem *Angst-Gefühl* wird die Wahrnehmung dieser körperlichen Reaktionen erst, wenn uns bewusst wird, dass dies nicht normal, sondern störend ist bzw. dass wir die zuvor beschriebenen Angst-Symptome selbst als bedrohlich oder störend einordnen. Angst bedeutet damit auch ein Eingeständnis bzw. die Bewertung eines inneren Erlebnisses als negatives Gefühl.

Der frühere Unterschied zwischen Furcht und Angst existiert mittlerweile im allgemeinen Sprachgebrauch nicht mehr. *Furcht* nannte man früher die spezifische Angst, die auf ein Objekt bezogen ist, während Angst »frei flottierend« beschrieben wurde (Jaspers 1965). Heute wird eine Angst, die auf etwas sehr Spezifisches bezogen ist (beispielsweise ein Objekt oder auch eine Situation), eher unter dem Begriff *Phobie* beschrieben (WHO 2023).

Grundsätzlich muss man festhalten, dass Angst überlebenswichtig ist und uns den vermeintlich sicheren Weg zeigen soll. Das gilt sowohl für die *Angst-Symptome* als auch für das *Angst-Gefühl*. Viel wurde über die Bedeutung von Angst in früheren Zeiten geschrieben – in der Steinzeit, als wir noch mit Speeren die Mammuts und andere wilde Tiere jagten oder wir vor ihnen davongelaufen sind. Diese Zeiten sind zwar lange vorbei, sie werden aber immer noch herangezogen, um zu veranschaulichen, dass im *Überlebensmodus Angst* der Schlüssel zu Sicherheit und Überleben liegt. Entweder du kämpfst oder du rennst weg. Die Angst-Symptome sind physiologisch betrachtet Zeichen einer *Alarmreaktion*, die im Körper wichtige Prozesse in Gang setzt, die im Kampf oder auf der Flucht lebensnotwendig sind. Heutzutage braucht es diese Reaktion nicht mehr in diesem Ausmaß, deswegen sprechen wir eher von einer *Stressreaktion*. Stress, ausgelöst durch innere (z.B. Krankheit) und äußere Quellen – sogenannte *Stressoren* – (z.B. Bedrohung), führt zu Angst-Symptomen und zu einem Angst-Gefühl, wenn wir diese Symptome mit Angst in Verbindung setzen und uns der Angst bewusst werden.

Auch wenn sich unser heutiges gesellschaftliches Leben zwar sehr von jenem in der Steinzeit unterscheidet, ist die Angst auch heute noch von Bedeutung für unser Leben. Sie hilft dabei, Gefahrenquellen auszumachen, akute Situationen zu bewerten und zeigt uns, was für uns kritisch bzw. unbedenklich ist. Angst als Symptom und als Gefühl ist damit ein individueller und existenzieller Hinweis, der uns leitet. Je gefährlicher Umwelteinflüsse sind (z.B. Krieg), desto unmittelbarer wird auch Angst wieder zum Schlüssel für das Überleben.

Panik hingegen, als Phänomen akuter und stärkstmöglicher Angst, beschreibt einen Zustand, in dem die Angst sozusagen *im subjektiven Empfinden* außer Kontrolle gerät. Panik ermöglicht meist nur noch Flucht (vor dem Auslöser oder auch dem Panikgefühl selbst), und ist in der Regel immer pathologisch oder zumindest dysfunktional. Im Gegensatz zur Angst wird die Panik zudem selbst als bedrohlicher Zustand wahrgenommen. Zur Veranschaulichung kann man Angst und Panik deshalb auf einem Kontinuum anordnen, das von Ängstlichkeit über Angst zur Panik führt (▶ Abb. 1.1).

Bevor wir uns nun mit den genauen Ursachen und Auslösern von Angst und Panik beschäftigen, möchten wir zuerst noch auf begriffliche und theoretische Einordnungen beider Phänomene eingehen.

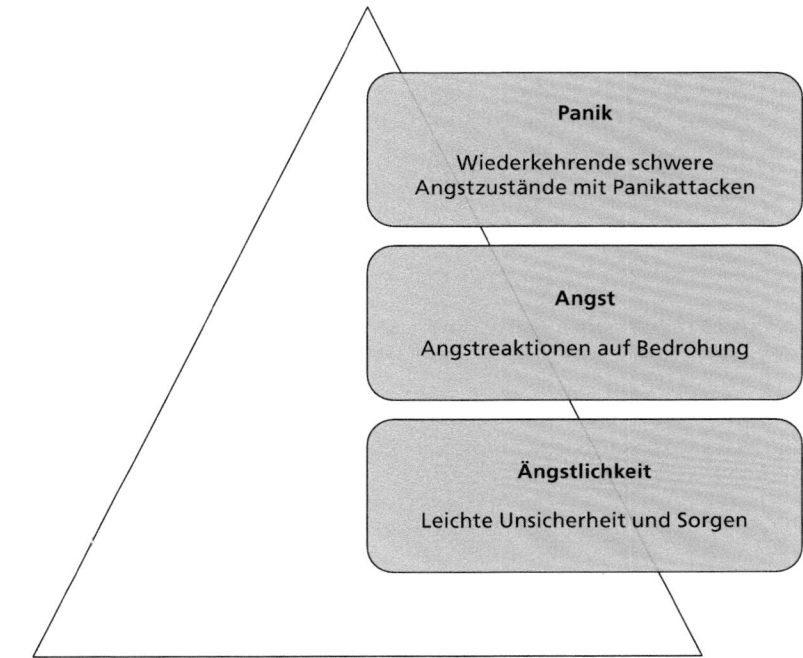

Abb. 1.1: Formen der Angst

Wie wird Angst eingeordnet?

Der Begriff *Angst* geht wohl auf das 8. Jahrhundert zurück und beschreibt ein *beklemmendes Gefühl des Bedrohtseins*.

Der Philosoph Sören Kierkegaard hat sich erstmals ausführlich mit der Angst beschäftigt. In seinem Werk »Der Begriff Angst« (1844) analysiert Kierkegaard die Angst im Zusammenhang mit unserer Freiheit. Nach Kierkegaard macht die Freiheit zunächst Angst – die Angst ist der »Schwindel der Freiheit«, schreibt er. Die Freiheit ist für ihn grundsätzlich »die Möglichkeit zu können«. Wenn diese Möglichkeit ergriffen wird, versucht der Mensch, sich daran zu halten. Da ist aber nichts, woran sich der Mensch halten kann, und es entsteht Schwindel und Angst. Kierkegaard beschreibt diesen Zustand als ein Herabschauen in einen Abgrund.

> »Angst kann man vergleichen mit Schwindligsein. Derjenige, dessen Auge plötzlich in die gähnende Tiefe hinabschaut, der wird schwindlig. Aber was ist der Grund dafür? Es ist ebensosehr sein Auge wie der Abgrund; denn was, wenn er nicht hinabgestarrt hätte! So ist Angst der Schwindel der Freiheit, der entsteht, indem der Geist die Synthese setzen will und die Freiheit nun hinabschaut in ihre Möglichkeit und da die Endlichkeit ergreift, um sich

daran zu halten. In diesem Schwindel sinkt die Freiheit ohnmächtig um.« (Kierkegaard 1844, S. 57)

Angst ist demnach ein existenzielles Gefühl, sozusagen unser zentrales Gefühl.

Martin Heidegger beschreibt das *Angst-Gefühl* ausführlich in seinem Buch »Sein und Zeit« (Heidegger 1926) und betont dabei den Charakter des Unheimlichen.

> »In der Angst ist einem ›unheimlich‹. Darin kommt zunächst die eigentliche Unbestimmtheit dessen, wobei sich das Dasein in der Angst befindet, zum Ausdruck: Das Nichts und Nirgends. Unheimlichkeit meint aber dabei zugleich das Nicht-zuhause-sein.« (Heidegger 1926, S. 188)

Für den Existenzphilosophen Martin Heidegger ist die Angst demnach deutlich von der Furcht zu unterscheiden, die sich auf ein Objekt bezieht, vor dem wir Angst haben. Die Angst ist ein Befinden, so Heidegger, durch welches wir von allen Bindungen befreit und zu einer Erfahrung über uns selbst zurückgeführt werden, und aufgrund dessen wir entscheiden können, wie wir leben und wie wir uns zu den Dingen in der Welt verhalten sollen.

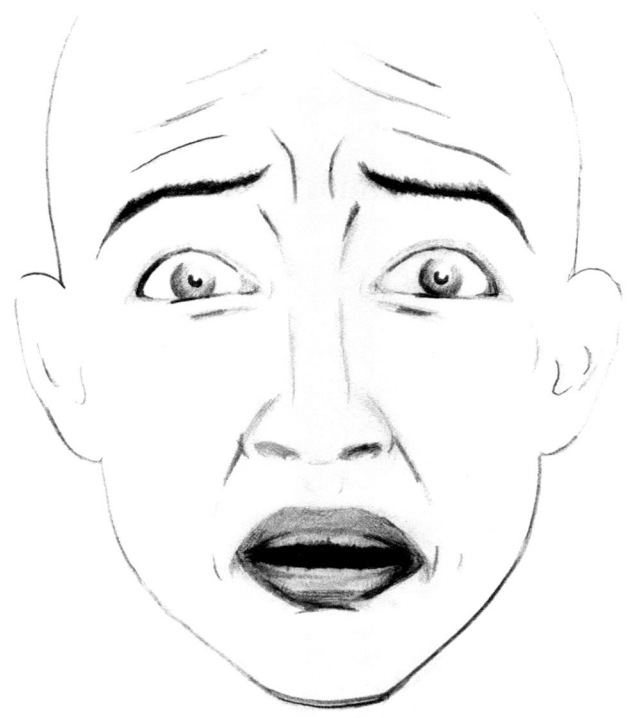

Mit dieser Interpretation bedeutet das *Angst-Gefühl*, dass wir uns in einer Situation befinden, in der unser Verständnis vom Leben, mit dem wir uns bis jetzt abgefunden haben und in das wir nach Heidegger geworfen worden sind, zum Problem wird.

> »Allein in der Angst liegt die Möglichkeit eines ausgezeichneten Erschließens, weil sie vereinzelt. Diese Vereinzelung holt das Dasein aus seinem Verfallen zurück und macht ihm Eigentlichkeit und Uneigentlichkeit als Möglichkeiten seines Seins offenbar.« (Heidegger 1926, S. 191)

Angst ist in diesem Zusammenhang ein lebenswichtiges Gefühl für uns. Sie zeigt uns, dass es ein Problem gibt, und dass wir etwas tun sollten. Damit ist die Angst als ein existenzielles Gefühl auch als ein Hinweis zu verstehen, neue Wege zu gehen. Das Angstgefühl kann deshalb auch als eine Chance verstanden werden, unser Leben neu auszurichten.

Wenn die *Angst-Symptome* aber zunehmen, wird das *Angst-Gefühl* chronisch und behindernd. Es entwickelt sich eine *Angststörung*, die behandelt werden muss. Eine solche Angststörung ist unter anderem die Panik-Störung, bei der ein Mensch wiederholt und über längere Zeit immer wieder wie aus heiterem Himmel Panik erfährt, ohne dass er weiß, weswegen diese Panikattacken auftreten und wie er damit umgehen kann. Die daraus resultierende Ohnmacht führt zu einer anhaltenden und chronischen Angst vor der Panik selbst. Folglich einer Angst vor einem körperlichen und geistigen Zustand, der jederzeit auftauchen könnte. Diese anhaltende und meist äußerst belastende Angst vor der Panik nennt sich Panik-Störung.

Wie wird Panik eingeordnet?

Der Begriff *Panik* bedeutet eine *allgemeine, durch ein plötzliches beunruhigendes Ereignis ausgelöste Verwirrung bzw. durch plötzlich ausbrechende Angst* und wird erst seit Mitte des 19. Jahrhunderts verwendet. Die Adjektive *panisch, panikartig* oder *angsterfüllt* werden hingegen bereits seit Mitte des 16. Jahrhunderts gebraucht und sind vom griechischen Hirtengott Pan (Πάν) abgeleitet, von dem die Sage stammt, dass er durch einen lauten Schrei auf einmal ganze Herden zu plötzlicher und anscheinend sinnloser Massenflucht aufjagen könne (»panischer Schrecken«).

Pan war als Gott des Waldes und der Natur bekannt. Die Hirten verehrten der Sage nach Pan, fürchteten sich aber vor seinem Anblick. Im christlichen Mittelalter wurde die Ikonografie des Pan für die Darstellung des Teufels übernommen. Dabei erfuhren auch die bis dahin positiv bewerteten Merkmale wie die Bocksfüße und die Hörner als Zeichen des dionysischen Rausches eine Umdeutung im Sinne einer negativ gedeuteten »Wollust«.

1 Was ist Panik und wie unterscheidet sie sich von Angst?

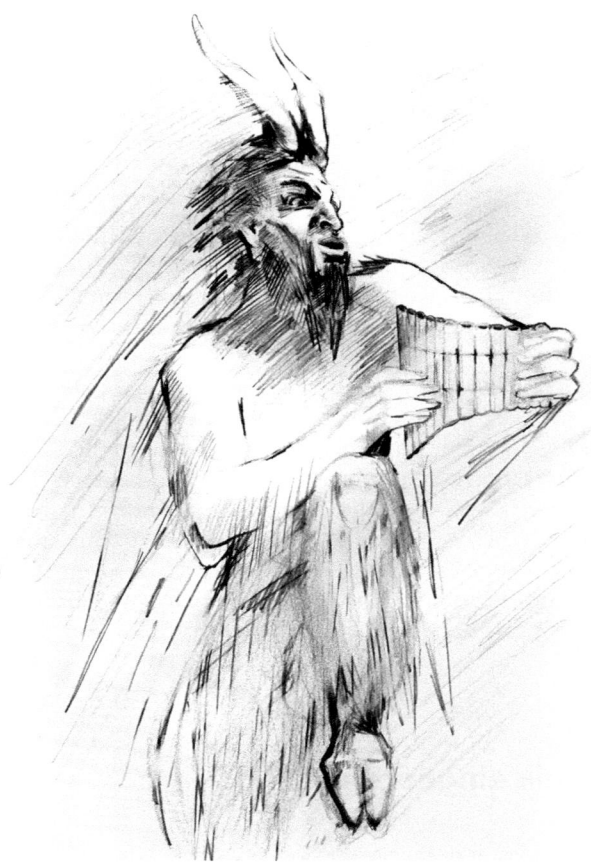

Wenn wir den Begriff *Panik* hören, denken wir vermutlich zuerst an eine Massenpanik. Ein Ereignis, bei dem Menschen möglicherweise totgetrampelt werden, weil es keinen Ausweg mehr gibt und absolutes Chaos herrscht. Damit hat die Panikstörung aber nichts zu tun.

Bei der Panikstörung handelt es sich um eine schwere Angststörung, die durch wiederholte Panikattacken gekennzeichnet ist. Die Panikattacken treten aus »heiterem Himmel« plötzlich auf und überfallen die Betroffenen mit schweren *Angst-Symptomen*. Diese sind nicht zu beherrschen und sind nicht selten mit dem Gefühl verbunden, sterben zu müssen.

Diese überfallartige Panik wird selten direkt mit Angst in Verbindung gebracht, weil sie plötzlich auftritt, keine Vorboten aufweist und damit scheinbar auch keine psychischen Ursachen hat. Die Panik zeigt in der Regel die schwersten Angst-Symptome aller Angststörungen. Die Panikstörung ist durch eine anhaltende massive Angst vor möglichen Panikattacken gekennzeichnet, die als nicht kontrollierbar und sehr bedrohlich (bis hin zu lebensbedrohlich) empfunden werden. Es ist also eine ständige Besorgnis vorhanden, dass die Panikattacken wieder auftreten könnten. Die Panik ist charakterisiert durch die erwähnten somatischen Angst-Symptome, wie Schwitzen, Schwindel und Herzrasen, und kann begleitet werden von einem Gefühl, sterben zu müssen (Todesangst), einem Gefühl von Kontrollverlust oder einem Gefühl einer bevorstehenden Katastrophe. Psychopathologisch zeigen sich Phänomene von Derealisation und Depersonalisation, also einem Erleben außerhalb des eigenen Körpers und von seinen Gedanken getrennt zu sein, sowie einem Gefühl, das eigene Leben von außen zu betrachten.

Was passiert im Gehirn, wenn Angst und Panik erlebt werden?

Unser Angstsystem ist mittlerweile gut untersucht. Es informiert uns über Gefahren und bereitet uns darauf vor, effektiv mit einer drohenden Gefahr umzugehen. Bei körperlichen Angst-Reaktionen kommt es zu einer Steigerung der Aufmerksamkeit und zu einer Aktivierung des autonomen Nervensystems. Zusätzlich wird eine effektive Verteidigung vorbereitet. Diese kann aus Kampf oder Flucht bestehen. Dabei werden wir von unserem Gehirn auf die Intensität der Gefahr vorbereitet: Ist die Bedrohung noch in weiter Ferne, kommt es lediglich zu einer Aufmerksamkeitsfokussierung (distale Gefahr); sind wir aber direkt mit einem Angreifer konfrontiert (proximale Gefahr), schalten wir automatisch auf unseren Verteidigungsmodus um (Kampf oder Fluchtreaktion) (Zwanzger 2019).

Die körperlichen Angst-Reaktionen wie höhere Herzfrequenz, schnellere Atmung und Schwitzen bleiben uns in unangenehmer Erinnerung und sind ein Grund für die bekannten Vermeidungstendenzen, die das zentrale Problem bei den Angststörungen darstellen.

Anhand von Bildgebungsstudien konnte die Amygdala als anatomische Schaltstelle für die Angstbahnen im Gehirn identifiziert werden. Die Amygdala ist auch wichtig, um emotionale Stimuli zu lernen, die vor Gefahren warnen, und ist damit auch für die Angstkonditionierung von zentraler Bedeutung. Unkonditionierte und konditionierte Reize, die über die sensorischen Bahnen zum Thalamus gelangen, werden entweder direkt oder über die Großhirnrinde zur Amygdala weitergeleitet (LeDoux 1996).

Über die direkte Verbindung von Thalamus und Amygdala können schnelle, zum Teil unbewusste Reize in das Angstsystem gelangen. Die kortikale Verarbeitung dient der differenzierteren Stimulusverarbeitung. Innerhalb der Amygdala gibt es verschiedene Kerngebiete, die an der Reizverarbeitung beteiligt sind (LeDoux 2000).

Vom zentralen Nucleus aus gibt es zahlreiche Projektionen zum Hypothalamus und zum Hirnstamm, die die verschiedenen Angst-Reaktionen wie die Aktivierung des autonomen Nervensystems oder die Aktivierung der Hypothalamus-Hypophysen-Nebennierenrinden (HPA)-Achse vermitteln. Das Corticotropin-Releasing-Hormon (CRH) vermittelt als zentrales Schlüsselhormon über die HPA-Achse die

Stressantwort und ist andererseits ein stark anxiogen wirkender Neurotransmitter (de Kloet et al. 2005). Die Angstverarbeitung wird insbesondere durch den Hippocampus und den medialen präfrontalen Cortex beeinflusst. Anhand von Tierversuchen konnte gezeigt werden, dass die Verbindung zwischen Hippocampus und Amygdala für die Konditionierung von kontextuellen Reizen wichtig ist (LeDoux 2000).

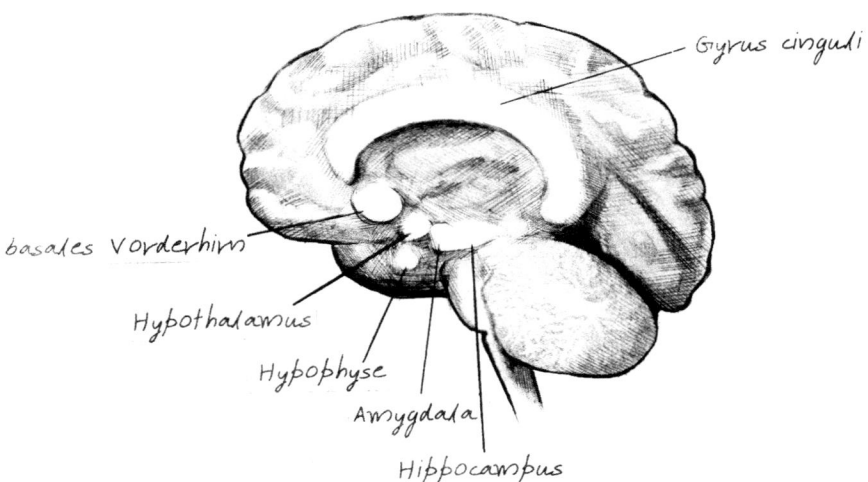

Neuere Bildgebungsstudien zeigen, dass bei experimentell induzierter Angst und bei Angststörungen grundsätzlich die gleichen Areale im Gehirn beteiligt sind. In der Insula, im cingulären Cortex und im präfrontalen Cortex konnte bei beiden Gruppen eine erhöhte Aktivierung nachgewiesen werden. Diese Aktivierung war bei der sozialen Angststörung am höchsten mit der induzierten Angst bei gesunden Kontrollpersonen assoziiert (Chavanne und Robonson 2021).

Studien bei Personen mit sozialer Angststörung ergaben erste Hinweise darauf, dass die Konnektivität zwischen Amygdala und frontalen Hirnarealen beeinträchtigt sein könnte (Mizzi et al. 2022). Wird hingegen allein die Struktur des Gehirns untersucht, ergeben sich zwischen Personen mit Angststörungen und gesunden Kontrollpersonen keine großen Unterschiede (Harrewijn et al. 2021).

2 Warum erleben wir Panik und was löst sie aus?

Panikzustände werden schon immer für viele – Betroffene wie Fachpersonen – als scheinbar unerklärlich wahrgenommen. Das ist auch der Grund, weswegen es in der Geschichte der entsprechenden Fachliteratur eine Vielzahl von Begriffen für die vermeintlich »aus heiterem Himmel« auftauchenden Angstzustände gab. Welcher Begriff zur Beschreibung der Panik benutzt wird, hängt dabei oft von der fachspezifischen Herkunft der jeweiligen Person ab. Herzphobie, Herz- oder Angstneurose, somatische Angst, neurovegetative Störung, psychophysisches Erschöpfungssyndrom, chronisches Hyperventilationssyndrom oder auch kardiovaskuläre Neurose sind nur einige der vielen Begriffe, die zur Beschreibung dieser schwer erklärbaren, plötzlich auftretenden Angstzustände eingesetzt wurden. Diese Begriffe – gesamthaft betrachtet – legen etwas nahe: Wenn wir von Panik reden, sprechen wir meist von einem Zustand, der sich *vordergründig körperlich manifestiert*. Entsprechend wird Panik auch meist zuerst nicht als psychisches Phänomen erkannt, sondern es wird dahinter meist *eine körperliche Bedrohung* vermutet. Das ist auch der Grund, weswegen Panik-Symptome zu jenen Beschwerden zählen, die am häufigsten in Arztpraxen von Patienten genannt werden (und weswegen Anxiolytika wohl zu den meist verschriebenen Medikamenten gehören, dies nur als Anmerkung am Rande).

Auf die ersten rein biologisch ausgerichteten Erklärungsversuche für Panikattacken folgten rasch Modelle, welche ebenfalls psychische Prozesse berücksichtigen. So geht man heute von einem ganzheitlichen *psychophysiologischen Modell* der Panikstörung aus, das in Praxis und Wissenschaft eine breite Anerkennung und Anwendung findet und wohl als einziges Modell auch wissenschaftliche Belege vorweisen kann (vgl. Margraf und Ehlers 1989). Dieses Modell gibt eine Antwort darauf, wie alltägliche Faktoren zu Panikzuständen führen können und wie damit zusammenhängende Prozesse dazu führen, dass Panik immer stärker wird, immer öfter auftaucht und Betroffene dadurch immer mehr eingeschränkt und belastet sind.

Im Folgenden möchten wir Ihnen nun Schritt für Schritt die wichtigsten Prozesse rund um Panikzustände erläutern. Auch hier möchten wir uns im Sinne einer möglichst einfachen und nachvollziehbaren Erläuterung an Fragen orientieren, wie sie uns in unserer Praxis tagtäglich gestellt werden:

1. Wie entsteht eine Panikattacke?
2. Was löst die Panikattacke aus?
3. Warum taucht Panik auf einmal so oft bzw. immer öfter auf, obwohl dieses Gefühl zuvor nicht empfunden wurde?

4. Gibt es Menschen, die anfälliger für Panikattacken sind? Und wenn ja, was macht mich anfälliger?

Zur Beantwortung dieser Fragen werden wir uns vordergründig an dem besagten psychophysiologischen Modell der Panik orientieren und dieses mit Beispielen aus der Praxis ergänzen.

Wie entsteht eine Panikattacke?

Betroffene erleben das Auftreten einer Panikattacke meist wie aus heiterem Himmel. In der Fachsprache nennt man das *paroxysmal*. Tatsächlich ist es aber nicht so, dass Panikattacken einfach so und ohne äußeren oder inneren Auslöser auftreten. Es ist nur in der Regel so, dass Betroffene Auslöser der Panikattacke nicht wahrnehmen, vor allem weil sich die Panik sozusagen so schnell hochschaukelt, dass Auslöser nicht bemerkt, sondern nur noch die Panik-Symptome selbst wahrgenommen werden.

Es gibt also tatsächlich *Auslöser für Panikattacken*, auch wenn sie nicht als solche wahrgenommen werden. In der Fachsprache nennt man diese Auslöser *Stressoren*. Das können sowohl innere (vom Körper ausgehend) als auch äußere (von der Umwelt ausgehend) Stressoren sein. Grundsätzlich ist es so, dass der menschliche Organismus *innere* (Körperempfindungen, also alle Reize des Körpers selbst, die er an das Gehirn via Nervenbahnen sendet, z. B. einen Schmerz oder eine andere Empfindung des Magens) und *äußere Reize* (alles Äußere unserer Umwelt, das wir über unsere Sinne wahrnehmen, z. B. etwas, das wir sehen, riechen, hören oder an der Hautoberfläche fühlen) ständig bewertet und als wichtig oder unwichtig kategorisiert. Ein Stressor ist ein innerer oder äußerer Reiz, der vom Organismus als wichtig und bedrohlich eingeordnet wird, entsprechend gegenüber anderen Reizen priorisiert wird und zur Auslösung von Stress bzw. einer Stressreaktion führt. Diese Stressreaktion dient zur Ingangsetzung einer aktiven Anpassung des Organismus an den Reiz (bzw. des Stressors) und zieht die gesamte Aufmerksamkeit des entsprechenden Individuums auf diesen als bedrohlich bewerteten äußeren oder inneren Reiz. Vereinfacht gesagt: Ein *Stressor* ist einer der vielen inneren oder äußeren Reize, der vom Organismus als relevant und ggf. als bedrohlich (beziehungsweise vermeintlich bedrohlich) eingeordnet wird. An dieser Stelle ist es wichtig, anzumerken, dass die Einordnung dieser äußeren Reize meist nicht bewusst stattfindet. Es ist eine der Hauptaufgaben unseres Gehirns, diese vielen Reize, die ständig auf uns einwirken, sozusagen im Hintergrund wahrzunehmen, einzuordnen und zu bewerten. Das Gehirn entscheidet also ständig, ob das, was um und in uns passiert, relevant (potenziell bedrohlich) oder irrelevant ist und entsprechend unserer bewussten Aufmerksamkeit bedarf oder nicht. Wird etwas als relevant und bedrohlich eingeordnet, so wird eine (mehr oder weniger ausgeprägte) *Stressreaktion* ausgelöst. Diese Stressreaktion führt dann zu einer ganzen Kaskade von körperlichen und kognitiven Veränderungen. Eine Reihe dieser Veränderungen haben wir bereits zuvor beschrieben. Es werden spezifische Hirnareale aktiv und spezifische Prozesse im Gehirn ausgelöst, die zu einer Ausschüttung von Stresshormonen im ganzen Körper führen. Diese Stresshormone führen einerseits dazu, dass der Körper aktiviert wird und sich auf die Bedrohungsbeseitigung vorbereitet, und andererseits, dass das Gehirn seine ganze Aufmerksamkeit mit maximalem Fokus (und ausschließlich) auf den Stressor und die vermeintliche Bedrohung ausrichtet. Dabei bleibt der gesamte Organismus so lange auf den Stressor fokussiert, bis der als bedrohlich eingeordnete Reiz als bewältigt (bzw. nicht mehr bedrohlich) eingeordnet wird. Dies kann man sozusagen als eine normale Angstreaktion bezeichnen, wie wir sie tagtäglich erleben. Zum Beispiel, wenn wir den großen Hund des Nachbars sehen oder einem Ex-Partner in der Fußgängerzone begegnen, den wir lieber meiden würden und der unangenehme Erinnerungen in uns auslöst oder bei dessen Begegnung wir einfach nicht genau wissen, wie wir uns verhalten sollen. Sobald der Stressor nicht mehr da ist, weil wir uns entweder am Hund oder am Ex-Partner vorbei geschlichen haben oder die Begegnung doch besser verlief als erwartet, lassen die Stressreaktionen wieder nach und der Geist öffnet sich wieder für andere Reize und andere Erfahrungen unserer Umgebung. Diese Beispiele beschreiben einen normalen und vor allem einen sehr hilfreichen Vorgang unseres Organismus, den wir tagtäglich immer wieder brauchen, um uns in unserer Umwelt (mit ihren vielen ständig wechselnden und auf uns einwirkenden Reizen) zurechtzufinden.

Aber wie ist das nun im Fall der *Panikattacke*? Diese wird meist nicht von äußeren Stressoren wie einem Hund oder Ähnlichem ausgelöst, sondern taucht vermeintlich einfach so auf. Wie wir bereits zu Beginn dieses Kapitels beschrieben haben, handelt es sich bei der Panikattacke meistens nicht um äußere Reize, sondern es wird eine körperliche Bedrohung vermutet. Diese potenziell körperliche Bedrohung kann natürlich auch von äußeren Reizen ausgelöst werden, meist liegt der Ursprung aber *in inneren Stressoren*. Wenn wir an dieser Stelle von inneren Stressoren reden, dann reden wir sozusagen von körpereigenen Empfindungen, die unser Gehirn wahrnimmt und als bedrohlich einordnet. Wahrscheinlich erkennen Sie nun bereits, worin das Problem bei Panikattacken (also bei von inneren Reizen ausgelösten Panikzuständen) liegt: Unser Gehirn nimmt einen körpereigenen (meist normalen) Prozess wahr und ordnet ihn (sozusagen fälschlicherweise) als Bedrohung ein. Daraufhin wird eine Stressreaktion ausgelöst, die den ganzen Körper (inklusive des Gehirns selbst) in Alarmbereitschaft versetzt. Durch die körperlichen und kognitiven (auch hormonellen) Veränderungen, die mit dieser Alarmreaktion einhergehen, werden die zu Beginn wahrgenommenen körpereigenen Reize, die als Ursprung der Bedrohung gelten, noch weiter verstärkt und es kommt zu einem *Aufschaukelungsprozess*. Eine (in den meisten Fällen normale bzw. physiologisch betrachtet unbedenkliche und ungefährliche) Körperempfindung wird von unserem Verstand als bedrohlicher Reiz (also als Stressor) eingeordnet, was wiederum eine Stressreaktion auslöst. Diese Stressreaktion führt zu den zuvor beschriebenen Aktivierungen unseres gesamten Organismus, was wiederum zu einer Verstärkung dieses initialen Stressors (vermeintlich bedrohliche Körperempfindung) führt. Unser Gehirn nimmt nun diese weitere Verstärkung dieser (fälschlicherweise als bedrohlich eingeordnete) Körperempfindung erneut wahr und verstärkt die Alarmreaktion entsprechend, was wiederum zu einer weiteren Verstärkung dieses initialen inneren Stressors führt. Wir befinden uns im *Teufelskreis der Panikattacke*.

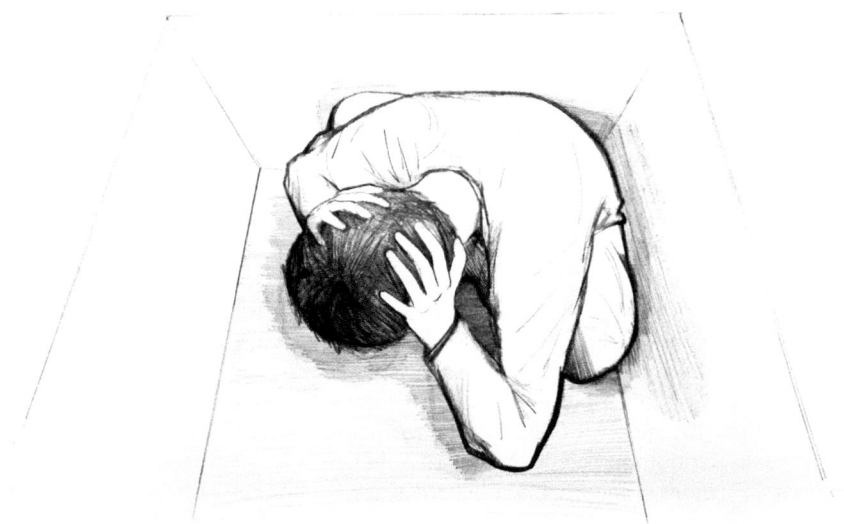

Innerhalb weniger Millisekunden schaukeln sich diese Prozesse hoch und aus einem initial sehr schwachen und meist sehr harmlosen körperlichen Empfinden entsteht eine Panikattacke. Weil wir diese erste Einordnung dieses körperlichen Prozesses als inneren Stressor meist gar nicht bewusst mitbekommen, erleben wir die Panikattacke (diesen Aufschaukelungsprozess) bewusst erst später und haben dann den Eindruck, die Panikattacke sei *wie aus heiterem Himmel* aufgetaucht. Wie sich dieser Teufelskreis der Panik aufschaukelt, ist in ▶ Abb. 2.1 veranschaulicht.

Was löst die Panikattacke aus?

Die Frage, was eine Panikattacke auslöst, wurde zum Teil bereits zuvor angeschnitten, wir wollen aber nun noch mehr ins Detail gehen und die Antwort anhand möglichst konkreter Beispiele illustrieren.

Damit eine Panikattacke ausgelöst wird, müssen zwei Faktoren zusammenkommen: Es braucht einen *inneren oder äußeren Reiz* (wobei dieser im Falle der Panik meist ein innerer Reiz ist) und *dieser Reiz muss als eine existenzielle körperliche Bedrohung bewertet werden*. Kommen diese beiden Faktoren zusammen, kann jede

Was löst die Panikattacke aus?

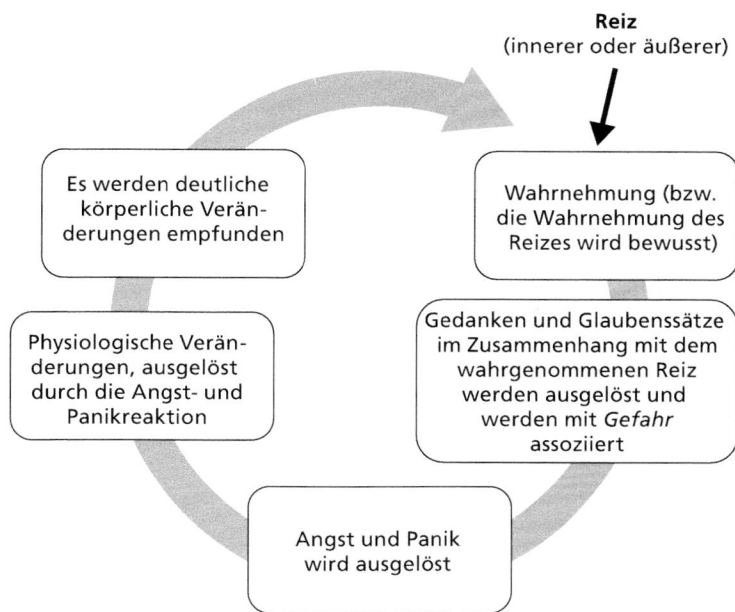

Abb. 2.1: Teufelskreis der Panik

Kombination aus *Reiz* und *Bewertung dieses Reizes als existenzielle Bedrohung* eine Panik auslösen. Wir möchten hier ein paar Beispiele nennen: Stellen Sie sich vor, Ihr Gehirn erreicht die Information (Reiz), dass Ihr Herz vermeintlich einen Schlag ausgesetzt hat. Wenn Ihr Verstand dies als eine existenzielle Bedrohung, die auf jeden Fall eine umgehende Reaktion erfordert, wahrnimmt, wird er sofort mit einer sehr starken Alarmreaktion reagieren. Die damit einhergehende Stressreaktion wird zu einer deutlichen Zunahme Ihres Herzschlages führen, was wiederum die Bedrohungsempfindung (»etwas stimmt mit meinem Herzen nicht«) weiter verstärken wird. Es kann also sein, dass eine vermeintlich falsche, unwichtige oder unbedrohliche körperliche Empfindung, die wir meist gar nicht erst bewusst wahrgenommen haben, zu einer Panikattacke geführt hat.

Wir erinnern uns beispielsweise auch an Betroffene, bei denen es wohl innere Körperreize aus dem Bereich des Magen-Darm-Traktes oder der Lunge waren, die ursprünglich Auslöser für eine *Panikattacke* waren. Diese Beispiele zeigen auf, dass Menschen mit vermeintlichen (sozusagen innerlich vermuteten) oder auch realen körperlichen Problemen auch anfälliger für Panikattacken sind, allein deswegen, weil sie einfach öfter körperliche Symptome erleben. So sind beispielsweise Menschen mit chronischen Lungenerkrankungen, wie zum Beispiel der COPD, deutlich anfälliger für Panikattacken, weil sie eben auch öfter Atembeschwerden wahrnehmen, diese von ihrem Verstand als existenziell bedrohlich eingeordnet werden und deren Gehirn dann mit einer sehr starken Angst beziehungsweise Stressreaktion reagiert, die zu einer Panikattacke führen kann. Dies gilt natürlich auch für alle anderen körperlichen Beschwerden wie zum Beispiel Herzprobleme oder Durchblutungsstörungen.

Natürlich erleben aber nicht nur Menschen mit manifesten körperlichen Erkrankungen Panikattacken. Die Angst davor, körperlich erkrankt zu sein beziehungsweise der Gedanke, »dass etwas mit mir oder meinem Körper nicht stimmt«, kann dazu führen, dass normale körperliche Empfindungen sozusagen überbewertet und vermeintlich als bedrohlich wahrgenommen und eingeordnet werden, obwohl sie eigentlich harmlos sind. Hinzu kommt, dass ein Mensch, der in sich den Glaubenssatz trägt, dass er körperlich nicht unversehrt ist bzw. die Überzeugung in sich trägt, dass er jederzeit einen (u. a. körperlichen) Kontrollverlust erleiden könnte (wie beispielsweise einen Herzstillstand, eine Ohnmacht oder ähnliches), sozusagen kontinuierlich ein gewisses Maß an Angst und Anspannung in sich trägt, was wiederum zu den zuvor beschriebenen anhaltenden Stressreaktionen des Körpers führen kann, was dann wiederum zu körperlichen Prozessen führt, die vermeintlich schnell von unserem Verstand als Bedrohung selbst missinterpretiert werden können.

Aus einer körperlichen Veränderung, die mit der beschriebenen *anhaltenden Verunsicherung* und *Anspannung* einhergeht (»Ich bin ständig angespannt und habe ein erhöhtes Erregungsniveau, weil ich denke, mit meinem Körper stimmt etwas nicht.«), kann also schnell ein Auslöser für eine Panikattacke selbst werden (»Ich nehme auf einmal wahr, dass mein Blutdruck vermeintlich so hoch ist, das interpretiere ich als weiteren Indikator dafür, dass etwas nicht stimmt.«, woraufhin der Teufelskreis der Panik ausgelöst wird). Sie merken also: Die Sache ist komplex. Es kann durchaus sein, dass Glaubenssätze, Ideen und Überzeugungen, die wir über uns, unseren Körper und unsere Welt haben, anhaltende Unsicherheiten und Ängste auslösen, die einerseits dazu führen, dass wir sensibler für körperliche Empfindungen werden (diese also schneller als etwas nicht normales, also ein Symptom einordnen), und andererseits in Folge einer *anhaltend erhöhten Grundanspannung* durch die erwähnte Unsicherheit und Angst auch schlichtweg mehr psychophysiologische Angst-Symptome erleben, die es dann auch wiederum wahrscheinlicher machen, dass Panik ausgelöst wird.

Ein paar Beispiele haben wir zuvor schon angeschnitten. Chronische körperliche Erkrankungen, aber auch überwundene körperliche Traumata können dazu führen, dass wir mehr Krankheitsängste entwickeln, was wiederum dazu führt, dass wir sensibler für Körperempfindungen werden und *schneller Alarmreaktionen* von unserem Gehirn ausgelöst werden. So steigt dann auch das Risiko für Panikattacken.

Da dieser Aufschaukelungsprozess oft innerhalb kürzester Zeit passiert, nehmen wir die inneren Auslöser dafür meist nicht wahr und sehen diesen Zusammenhang nicht. Aber tatsächlich zeigt sich, dass Menschen mit einer medizinischen Vorgeschichte wie zum Beispiel Lungenerkrankungen, Herzinfarkten oder anderen einschlägigen Erfahrungen mehr Panikattacken erleben und anfälliger für Panikstörungen sind als Menschen, welchen solche Erfahrungen bis dato erspart geblieben sind. Sie erleben wahrscheinlich nicht mehr dieser inneren Reize, die die Panik auslösen, aufgrund der Erfahrungen interpretiert das Gehirn sie einfach um ein Vielfaches schneller (sozusagen sensibler) als Bedrohung und reagiert entsprechend schneller mit Alarmreaktionen, die dann selbst zum Auslöser der Panik werden.

Bis hierhin haben wir viel über körperliche Erkrankungen beziehungsweise körperliche Traumata gesprochen, die Menschen anfälliger für Panikattacken machen können. Hinzukommen aber natürlich auch noch andere traumatische Erfahrungen, die als *Kontrollverlust-Erfahrungen* bezeichnet werden. Dabei handelt es sich um Erfahrungen, in denen ein Mensch eine einschlägige körperliche Veränderung wahrnimmt, die er als unkontrollierbar und existenziell bedrohlich wahrnimmt und als eine Erfahrung des Kontrollverlustes abspeichert. Während dieser Abspeicherung werden alle Merkmale dieser Erfahrung – wie auch die äußeren Reize im Zusammenhang mit dieser Erfahrung – gemeinsam als bedrohliche Faktoren abgespeichert und können in der Folge schlagartig wieder die Angst vor einem Kontrollverlust auslösen, was dann oft mit einer Panikattacke einhergeht. In den letzten Jahren ist uns in der Praxis ein Ereignis immer öfter begegnet, das genau diesen Prozess sehr gut illustriert und bei Betroffenen zu erheblichen Beeinträchtigungen und Belastungen führt. Es handelt sich um Menschen (meist junge), die während des – meist ersten – Konsums von Cannabis (aber auch anderen Drogen) einhergehend mit dem Effekt der entsprechenden Substanz die damit einhergehenden körperlichen Veränderungen als massive Bedrohung und Kontrollverlust erlebt haben. Unter dem Einfluss der Substanz haben sie körperliche Veränderungen, beispielsweise in ihrer Sicht, bzgl. der Empfindungen ihrer Muskeln, der Atmung, des Geruchs, der bewussten Steuerbarkeit ihrer Extremitäten usw., wahrgenommen und diese Veränderungen mit einer existenziellen Bedrohung (zum Beispiel der Befürchtung, dass diese Veränderungen nie mehr weg gehen würden) in Verbindung gebracht. Wenngleich diese Drogen-induzierten Symptome mit der Zeit wieder abgenommen haben, so haben sich diese Erfahrungen bei vielen ins Gedächtnis eingebrannt. Der Verstand möchte solche Erfahrungen auf jeden Fall erneut verhindern und wird in der Konsequenz deutlich wachsamer und sensibler für alle möglichen Körperempfindungen oder andere Faktoren, die an diese traumatische Erfahrung erinnern. Dies führt zu einer deutlichen Zunahme der *selektiven Sensibilität* – sozusagen zu einer Hypersensibilität – für gewisse *Körperempfindungen und Umweltreize*, was wiederum im Alltag oft dazu führt, dass normale Körperempfindungen oder unbedrohliche äußere Reize oft vorschnell überinterpretiert werden und entsprechend öfter *Alarmreaktionen* vom Gehirn ausgelöst werden. In der Folge erleben Betroffene dann rasch immer häufiger und immer *ausgeprägtere Panikattacken*. Betroffene selbst bezeichnen diese Erfahrungen meistens als »Trip«. Um diese Sprache beizubehalten und es möglichst einfach darzustellen: Dieser Trip führt dazu, dass das Vertrauen in das regelrechte Funktionieren des Körpers verloren geht und entsprechend normale Prozesse, die vorher niemals bewusst wahrgenommen wurden, dann überinterpretiert werden und entsprechend schnell und häufiger bei kleinsten inneren körperlichen Veränderungen Angstreaktionen ausgelöst werden. Diese Angstreaktionen wiederum führen zu einer Verstärkung dieser initialen überinterpretierten Körperempfindungen, was wiederum die Angstreaktion verstärkt. Und so kommt es, wie zuvor beschrieben, zu diesen äußerst schnellen Aufschaukelungen, die zu Panikattacken führen.

Auslöser sind entsprechend meist Körperempfindungen, die fälschlicherweise als existenzielle Bedrohung eingeordnet werden. Dieser *Bedrohungs-Wahrnehmung* liegen oft direkte und einschlägige Erfahrungen zugrunde, dies muss aber nicht der

Fall sein. Auch indirekte Erfahrungen – also jene, die ein Mensch nicht selbst gemacht hat, sondern bei anderen beobachtet, von anderen gelernt oder die ihm erzählt wurden – können diese verstärkte beziehungsweise Hypersensibilität bedingen.

Wir möchten nun abschließend anhand von konkreten Beispielen zeigen, welche inneren Reize *in der Regel* mit welchen Ängsten einhergehen. Selbstverständlich sind hier den Assoziationsprozessen des menschlichen Verstandes keine Grenzen gesetzt, weswegen auch andere Kombinationen möglich sind. Aufgeführt werden Zusammenhänge, die wir in der Praxis oft erleben, und die allesamt unter *Panik* zusammengefasst werden und zu Panikstörungen führen können, wenn die damit einhergehende *Belastung und Beeinträchtigung* chronisch wird:

- Vermeintlich als unnormal wahrgenommene Körperempfindungen des Gleichgewichtssinnes führen zu Angst vor Ohnmacht.
- Vermeintlich als unnormal wahrgenommene Körperempfindungen der Sehkraft führen zu Angst vor Halluzinationen.
- Vermeintlich als unnormal wahrgenommene Körperempfindungen im Bereich der Lunge führen zu Angst vor Atemnot.
- Vermeintlich als unnormal wahrgenommene Körperempfindungen des Herzens führen zu Angst vor einem Herzinfarkt oder dem plötzlichen Tod.
- Vermeintlich als unnormal wahrgenommene Körperempfindungen des Magens führen zu Angst vor Erbrechen.
- Vermeintlich als unnormal wahrgenommene Körperempfindungen im Bereich der Ausscheidungsorgane führen zu Angst vor unkontrollierter Defäkation oder unkontrollierter Urinausscheidung.

Warum taucht Panik auf einmal so oft bzw. immer öfter auf, obwohl dieses Gefühl zuvor nicht empfunden wurde?

Auch die Antwort auf diese Frage ergibt sich zum Teil bereits aus den vorhergehenden Abschnitten. Mit jeder einschlägigen und im weitesten Sinne traumatischen Erfahrung verändert sich die Art und Weise, wie wir unsere Umwelt und natürlich auch uns selbst wahrnehmen. Insofern ist natürlich die Panikattacke selbst auch eine dramatische bzw. traumatische Erfahrung. Haben wir erst einmal eine Panikattacke erlebt, also die Erfahrung gemacht, wie es sich anfühlt, Todesängste bzw. Kontrollverlustängste zu erleben, so werden wir natürlich immer wachsamer für alle Faktoren, die wir in Zusammenhang mit diesem Erlebnis bringen. Jedes Symptom, jede Körperempfindung, jeder äußere Faktor und alles weitere, was in diesem gleichen Moment mit der Panikattacke abgespeichert worden ist, wird mit der Panikattacke selbst in Verbindung gebracht. Weil wir bzw. unser Gehirn Panikattacken und die damit einhergehende emotionale Erfahrung unbedingt vermeiden möchten, werden wir immer sensibler für alle Faktoren und Reize (innere wie äußere), die mit Panikattacken in Verbindung stehen könnten. Wie bereits in den vorangehenden Abschnitten beschrieben geht diese erhöhte Sensibilität natürlich auch damit einher, dass wir sie immer früher (sozusagen immer besser und immer schneller) wahrnehmen, was natürlich unweigerlich dazu führt, dass sie auch schneller Angst auslösen und entsprechend auch schneller der beschriebene Aufschaukelungsprozess stattfindet. Das sind typische menschliche Lernprozesse, wie sie vielfach wissenschaftlich in unterschiedlichsten Lebenskontexten nachgewiesen werden konnten.

Zusammengefasst kann man also sagen, dass mit jeder Panikattacke die Angst vor den Symptomen und allen anderen Erlebnissen im Zusammenhang mit dieser Panikattacke immer weiter steigt und wiederum mit steigender Angst die Wachsamkeit des Gehirns zunimmt, was uns dann wiederum sensibler macht. Diese Zunahme der Sensibilität (wir lernen vermeintliche Auslöser immer schneller zu erkennen) ist der Grund dafür, warum Panik immer schneller und immer öfter (und durch immer kleinere und willkürliche körpereigene Reize) ausgelöst wird.

Um noch einmal auf unser vorhergehendes Fallbeispiel zurückzukommen: Eine junge Person, die niemals zuvor Panikattacken erlebt hatte und die auf einmal nach einer negativen Erfahrung im Zusammenhang mit Cannabiskonsum die Angst davor entwickelt hat, einen solchen Trip noch einmal zu erleben, wird nun in Konsequenz dieser Erfahrung sensibler für gewisse Körperempfindungen. Ihr Gehirn fokussiert sich jetzt mehr und mehr auf solche körpereigenen Empfindungen (die es in Verbindung zu der Trip-Erfahrung setzt) und wird nun immer schneller und stärker reagieren, wenn es Veränderungen im Körper bemerkt, die dieser Erfahrung auf irgendeine Art nahekommen. Hat das Gehirn nun einmal auf eine solche Körperempfindung reagiert und die Person eine Panikattacke erlebt, so wurde eine erneute Kontrollverlusterfahrung gemacht, was wiederum die Sensibilität weiter verstärkt. Mit jeder Erfahrung wird der Vermeidungsimpuls stärker, weswegen sich die Sensibilität verstärkt. Nun werden also nicht mehr nur all jene Reize, die mit dieser Trip-Erfahrung in Zusammenhang gebracht werden, potenziell Panik auslösen können, sondern auch alle weiteren Variablen oder Faktoren, die während der Panikattacke erlebt wurden. Diese Lernprozesse passieren ständig und unweigerlich. Hierbei handelt es sich sozusagen um die Hauptaufgabe unseres Gehirns (wenngleich es in dieser Situation eben nicht hilfreich ist). Entsprechend lernt unser Verstand auch mit jeder Erfahrung dazu; es lernt, noch früher und noch schneller zu reagieren.

Klarstellen möchten wir an dieser Stelle, dass es sich hierbei grundsätzlich um eine tolle Fähigkeit unseres Gehirns handelt. In diesem spezifischen Fall hingegen führt es jedoch dazu, dass schneller Fehlattributionen passieren und öfter vermeintlich normale Körperprozesse überinterpretiert werden, wodurch immer schneller und immer öfter Panikattacken ausgelöst werden.

Gibt es Menschen, die anfälliger für Panikattacken sind? Und wenn ja, was macht mich anfälliger?

Diese Frage können wir direkt beantworten: Ja, es gibt Menschen, die anfälliger für Panikattacken sind. Der Mensch ist aber nicht in seinem ganzen Wesen entweder anfällig oder nicht anfällig, sondern es gibt unterschiedliche Faktoren, die den Menschen anfällig*er* machen. Der Mensch trägt also Risikofaktoren in sich, die das Auftreten einer Panikattacke und auch die Entstehung von Panikstörungen begünstigen können. Das sind einerseits äußere Risikofaktoren und andererseits auch innere Risikofaktoren. Diese Risikofaktoren werden oftmals auch *Vulnerabilitäts- oder Anfälligkeitsfaktoren* genannt. Wir wollen uns diese Faktoren nun genauer anschauen. Grundsätzlich gilt die Regel, dass ein Risikofaktor nicht automatisch eine Panikattacke oder eine Panikstörung verursacht, sondern die Entstehungs- oder Auftretenswahrscheinlichkeit dafür erhöht wird. Daraus ergibt sich logischerweise natürlich auch, dass umso mehr Risikofaktoren zusammenkommen, desto höher ist auch das Risiko für die Entwicklung oder das Auftreten einer Panikattacke oder einer Panikstörung.

Grundsätzlich können Vulnerabilitäts- bzw. Risikofaktoren in drei Gruppen aufgeteilt werden. So unterscheiden die Autoren White und Barlow (2022), die das bis dato kompletteste theoretische Modell zur Entstehung der Panikstörungen aufgestellt haben, zwischen den folgenden Gruppen von Vulnerabilitätsfaktoren:

- Unspezifische biologische Vulnerabilitätsfaktoren, also jene biologische Faktoren, die das Auftreten von Angst und Panik in ihrer Häufigkeit oder Intensität wahrscheinlicher machen (z. B. genetische Faktoren)
- Spezifische psychologische Vulnerabilitätsfaktoren, also jene psychische Faktoren, die zu häufigem oder starkem Erleben von Angst und Panik beitragen
- Spezifische kontextbedingte Vulnerabilitätsfaktoren, also spezielle Lebensereignisse, die dazu beitragen können, dass früher oder öfter ein sozusagen falscher Alarm ausgelöst wird

Es gibt also grob gesehen drei Gruppen an Risikofaktoren, die Menschen anfälliger für Panikattacken und Panikstörungen machen. Innerhalb dieser Gruppen gibt es ganz unterschiedliche Faktoren, die sich unterschiedlich stark auf den einzelnen Menschen auswirken. Im Folgenden möchten wir nun der Einfachheit halber die wichtigsten Risikofaktoren beschreiben. Wir unterscheiden dabei nun nicht mehr zwischen diesen Gruppen, sondern möchten sie einzeln beschreiben und zugleich erläutern, wie sie sich auf die Panik beziehungsweise die Entstehung oder das Erleben der Panik auswirken.

- Die *Angstsensitivität* spielt als vorwiegend genetischer Faktor eine wichtige Rolle. Darunter versteht man ein Persönlichkeitstyp oder auch ein Temperament, das dadurch gekennzeichnet ist, dass es eine dauerhafte Überzeugung in sich trägt, dass Angst und damit zusammenhängende Symptome für den Menschen schädlich sind (körperlich, sozial, psychisch). Dies beschreibt also Typen von Menschen, die sehr früh und sehr sensibel auf Angst reagieren, weil sie denken, dass diese Art von Emotionen für sie schädlich ist und über das unangenehme Erleben hinaus sich negativ auf ihren Körper, auf ihre Psyche und ihre generelle gesellschaftliche Funktionalität auswirkt. Wir sprachen zuvor von genetischer Veranlagung, gleichermaßen spielen bei dieser sogenannten Angstsensitivität selbstverständlich auch Erfahrungen und Lernerfahrungen eine wichtige Rolle. Eingeführt wurde dieses Konzept der Angstsensitivität im Jahr 1985 von Reiss und McNelly. Bis heute ist es unumstritten und wurde vielfach wissenschaftlich untersucht.

- Wie bereits im vorherigen Abschnitt angedeutet, spielen *Lernerfahrungen* bei der Entstehung von Panikattacken eine ebenfalls zentrale Rolle. Die Art und Weise, wie Bezugspersonen mit Angst und Panik umgehen, und die Art und Weise, wie unser Umfeld in der frühen Zeit auf eigene Angst und Panik reagiert, beeinflussen, wie wir selbst mit Angst und Panik umgehen werden und wie wir diese interpretieren und einordnen. Hinzu kommen Lernerfahrungen im Umgang mit unerwarteten Körpersymptomen. Haben wir beispielsweise von unseren Eltern oder anderen Bezugspersonen gelernt, dass unerwartete Körpersymptome gefährlich sind und eine umgehende Reaktion erfordern, so werden wir unbemerkt und automatisch sensibler für körperliche Symptome und ordnen diese rascher als bedrohlich ein. Dies ist ebenfalls ein zentraler Risikofaktor für Panik beziehungsweise Panikstörungen.

- Es spielen aber auch noch weitere frühe (Lern-)Erfahrungen eine Rolle. So können frühe Erfahrungen von Kontrollverlust, Unkontrollierbarkeit oder Unvorhersehbarkeit dazu führen, dass wir ein *stärkeres Kontrollbedürfnis* entwickeln. Ein solch verstärktes Kontrollbedürfnis ist insofern ein Risikofaktor, als dass zum Erhalt einer (vermeintlichen) Kontrolle früher auf unvorhersehbare oder vermeintlich unerklärliche Körpersymptome reagiert wird. Andere unspezifische frühe Erfahrungen wie zum Beispiel der elterliche Erziehungsstil (beziehungsweise auch der Erziehungsstil aller anderen wichtigen Bezugspersonen) oder frühe Krankheitserfahrungen in der Kindheit (Atemwegserkrankungen wie z. B. Asthma) können sich ebenfalls negativ auf die Kontrollüberzeugung beziehungsweise das Vertrauen in die eigenen Bewältigungsfähigkeiten oder den eigenen Körper auswirken, was eben wiederum, wie bereits erwähnt, zu einer verstärkten Reaktivität gegenüber (körperlichen) Bedrohungssignalen führt. Sowohl ein erhöhtes Kontrollbedürfnis wie auch eine verminderte Kontrollüberzeugung führen somit dazu, dass die Alarmanlage (unser Gehirn, das unsere Unversehrtheit überwacht) sensibler programmiert ist und rascher reagiert.

- Weitere Risikofaktoren stellen *Verzerrungen der menschlichen Informationsverarbeitung* dar. Diese werden auch kognitive Faktoren beziehungsweise *kognitive Verzerrungen* genannt. Im Wesentlichen wird hier zwischen drei Verzerrungen unterschieden. Diese entstehen meist aus einer Kombination daraus, wie unser menschlicher Verstand funktioniert und welchen direkten und indirekten Erfahrungen dieser ausgesetzt ist. Entsprechend sind sie nicht bei jedem Menschen gleichermaßen ausgeprägt, wenngleich wir alle uns dieser Verzerrungen wohl nicht entziehen können. Je stärker diese – gerade in Situationen und Kontexten

im Zusammenhang mit Angst und Panik – ausgeprägt sind, desto höher ist eben auch das Risiko, Panikattacken zu erleben und eine Panikstörung zu entwickeln.
- Der sogenannte »*Memory Bias*« beschreibt das Phänomen, dass Menschen Reize im Zusammenhang mit bedrohlichen Situationen und Erinnerungen besser erinnern als andere. Wir haben dieses Phänomen zuvor schon bei der Entstehung der Panik beschrieben: Vermeintlich bedrohliche Situationen werden infolge des Memory Bias öfter erinnert und hervorgerufen als andere, und entsprechend steigt mit jeder solch vermeintlich bedrohlichen Erfahrung auch das Risiko von Panik. Jeder Mensch kennt das: An einen Unfall denke ich öfter, länger und schneller als an alle Fahrten, die reibungslos verliefen.
- Unter dem »*Attention Bias*« versteht man ein alltägliches kognitives Phänomen, das eben manchmal auch dysfunktional (nicht hilfreich) sein kann. Dieser Begriff umschreibt jenen kognitiven Prozess, dass sich unsere Aufmerksamkeit selektiver auf bedrohliche Reize richtet als auf nicht bedrohliche. Wir sprechen hier selbstverständlich nicht von objektiv bedrohlich versus unbedrohlich, sondern von hoch subjektiver Selektivität. Auch hierbei spielen natürlich die vorher beschriebenen Faktoren wieder eine Rolle. Habe ich gelernt, dass gewisse körperliche Symptome potenziell gefährlich oder bedrohlich sind, so werden diesen auch hochselektiv und überproportional viel Aufmerksamkeit von meinem Verstand geschenkt. Die Aufmerksamkeit summiert sich also sozusagen auf. Wir nehmen gewisse körperliche Symptome nicht nur fälschlicherweise als bedrohlich wahr, sondern der »Attention Bias« führt auch noch dazu, dass wir ihnen überdurchschnittlich viel Aufmerksamkeit schenken.
- Schlussendlich, und das wird Sie nicht wundern, sind natürlich auch ganz einfach *falsche Interpretationen und Überzeugungen*, die Resultat von gewissen indirekten oder direkten Lernerfahrungen sind, sogenannte kognitive Verzerrungen. Diese falschen Glaubenssätze (kognitive Verzerrungen), wenn sie denn in unserem Verstand Verankerung gefunden haben, wirken sich sehr stark auf unsere Anfälligkeit für Panik aus. Dieser Prozess wird »*Interpretation Bias*« genannt und beschreibt, dass gewisse körpereigene Reize (Empfindungen) fälschlicherweise als bedrohlich interpretiert werden. Da diese Interpretationsfehler eine sehr wesentliche Rolle spielen, haben wir die wichtigsten typischen Fehlinterpretationen von Menschen, die unter Panik oder Panikstörungen leiden, in der ▶ Tab. 2.1 zusammengefasst (in Anlehnung an Margraf und Schneider 1990).
- Forschende weisen schon in den 1980er Jahren darauf hin, dass es sozusagen *Temperamentsmerkmale* gibt, die wohl vererbt werden und die die Entwicklung von Angststörungen begünstigen. Kagan und Kollegen (1988) beschreiben eine ausgeprägte Neigung von zurückgezogenen, schüchternen Menschen, angstauslösende, unsichere, unvertraute und vermeintlich herausfordernde Situationen zu vermeiden. Dies führt dazu, dass sich diese Menschen (wie bereits zuvor beschrieben) als weniger belastbar, selbstsicher oder kompetent wahrnehmen und dadurch verhaltensgehemmter auftreten, was wiederum dazu führt, dass die Wahrscheinlichkeit für korrigierende Erfahrungen gemindert ist. Dadurch, dass sie zurückgezogener und vorsichtiger agieren, vermeiden sie viele Situationen, was wiederum dazu führt, dass sie tatsächlich weniger positive Erfahrungen

machen, die sich positiv auf die eigenen Ängste und Überzeugungen über sich und die Welt auswirken könnten.

Tab. 2.1: Typische Fehlinterpretationen von Betroffenen von Panikstörungen

Körperempfindungen/Symptome	(Fehl-)Interpretation bzw. vermeintlich kognitive Verzerrung
Herzrasen, Palpitationen, Druck auf der Brust, Atemnot bzw. Gefühl, schwer Luft zu bekommen, Schwindel, Schwitzen	Ich werde einen Herzinfarkt bekommen.
Druck im Kopf bzw. auf der Kopfhaut, rasende und drängende Gedanken, Benommenheit, Konzentrations- und Gedächtnisprobleme	Ich werde verrückt werden und/oder ich habe einen Hirntumor.
Rasende Gedanken, kognitive Störungen (Konzentrations- oder Gedächtnisprobleme)	Ich werde verrückt werden.
Derealisations- und Depersonalisationserleben, Kribbeln, sensible Hautoberfläche	Ich verliere die Kontrolle über mich und meinen Körper und/oder ich bin schwer krank, werde gelähmt.
Schwächegefühl, Benommenheit, Schwindel	Ich werde in Ohnmacht fallen.
Kloß im Hals, Engegefühl in der Brust, Atemnot	Ich werde ersticken.

- Die moderne theoretische Forschung hebt zudem weitere wichtige Variablen hervor, die zur Entstehung und Aufrechterhaltung von Angst- und insbesondere auch Panikstörungen beitragen können (Flückiger und Hoyer 2022):
  - Menschen, die grundsätzlich ein geringeres Vertrauen in die eigene Fähigkeit, Probleme zu lösen, besitzen, und gleichzeitig die Lösbarkeit von Problemen grundsätzlich überschätzen, erleben in der Regel eine höhere Unsicherheitsintoleranz, die sich in einem vermehrten Sich-Sorgen und Vermeiden von unsicheren oder urvertrauten Situationen äußert.
  - Es gibt Menschen, die, um einen intensiven emotionalen Kontrast zwischen angenehmen und unangenehmen emotionalen Zuständen zu meiden, anhaltend wachsam sind und somit unter chronisch diffusen Sorgen leiden. Diese diffusen Sorgen dienen sozusagen dazu, das emotionale Unwohlsein zu reduzieren (weil es die Angst vor der Angst reduziert), führen jedoch zu chronischer innerer Anspannung, was wiederum Panikattacken begünstigen kann.
  - Metakognitionen sind Gedanken über Gedanken. Was wir über unsere Gedanken und unsere Denkprozesse denken, kann zu negativen Bewertungen von normalen Prozessen führen. Sind wir zum Beispiel davon überzeugt, dass es ungesund oder schädlich ist, sich zu sorgen oder sich zu viele Gedanken zu haben, dann machen wir uns sozusagen Sorgen um das Sich-Sorgen. Dies führt wiederum zu Anspannung, verstärkt die Angst und begünstigt erneut Panik.

- Schlussendlich kann die *fehlende Fähigkeit zum achtsamen Fokus unserer Aufmerksamkeit auf das Hier und Jetzt* zu einem starken oder anhaltenden Fokus auf eine negative Zukunft, einhergehend mit einem passiven Verhalten im gegenwärtigen Moment, zu einer Aufrechterhaltung von Ängsten, Sorgen und Anspannung führen, was gleichermaßen Panik wieder begünstigt.

Wie Sie den vorangehenden Erläuterungen entnehmen können, gibt es nicht die *eine* Situation, die *eine* Erfahrung, die *eine* Prädisposition, die *eine* Ursache oder den *alleinigen* auslösenden Grund für die Entwicklung einer Panikstörung. Meist besteht eine Kombination von einigen Anfälligkeitsfaktoren (Vulnerabilitätsfaktoren) und situativen Auslösern. Wenn in der Therapie erst einmal die auslösenden und aufrechterhaltenden (meist die Vulnerabilitäten) identifiziert worden sind, dann ergibt sich die therapeutische Maßnahme ganz automatisch aus dieser Erkenntnis, sodass die Panikattacken und -störung meist sehr gut und rasch behandelt werden können.

In den vorhergehenden Unterkapiteln haben wir Ihnen nun, ableitend aus dem aktuellen wissenschaftlichen Konsens, erläutert, wie Panikstörungen entstehen und aufrechterhalten werden. Als Ergänzung zu diesen Erklärungen rund um die Panikzustände möchten wir aber auch noch einen Exkurs in die spannende Welt der Theorien rund um Angst geben. Bereits seit langer Zeit beschäftigen sich Menschen nämlich mit der Frage, warum wir Angst erleben und weshalb manche Menschen stärkere oder einfach mehr Angst erleben als andere. Auch Sigmund Freud, der Begründer der Psychoanalyse, hat die Angst ins Zentrum seiner Theorie gestellt. Seine Gedanken und Theorien dazu, wie auch die von einigen seiner Nachfolger, wollen wir Ihnen in einem Exkurs zu den Angst-Theorien zusammengefasst und dann im ▶ Anhang einzeln etwas ausführlicher darlegen. Sollten Sie dieses Buch vor allem zur Selbsthilfe oder zum schnellen Nach- oder Querlesen rund um das Phänomen der Panik erworben haben, so sind Exkurs und Anhang keine zwingend notwendige Lektüre. Sie können den Exkurs in diesem Fall gerne einfach überspringen und gleich zum nächsten Unterkapitel übergehen. Vielleicht kommen Sie ja zu einem späteren Zeitpunkt darauf zurück. Es ist nämlich unseres Erachtens nach durchaus spannend und lesenswert, wie sich der fachliche Blick auf die Hintergründe der menschlichen Angst im Laufe der Zeit entwickelt hat.

Exkurs: Eine kurze Geschichte der Angst-Theorien

Von Emil Kraepelin und Eugen Bleuler (beide namhafte Psychiater um die Jahrhundertwende zum 20. Jahrhundert, die die Psychiatrie mit ihren Erkenntnissen bis heute geprägt haben) wurde die Angst als *Störung des Gefühlslebens und der Affektivität* beschrieben und systematisch in die psychiatrische Krankheitslehre eingeordnet.

Bereits 1895 veröffentlichte Sigmund Freud zusammen mit Josef Breuer seine Arbeit über die Hysterie. Später stellte er die »*neurotische Angst*« ins Zentrum seiner Theorie. Seine Beschreibungen der Angstneurose (Generalisierte Angststörung) und des Panikanfalls (Panikstörung) sind auch heute immer noch erstaunlich aktuell. Nach Freud sind in unserem Unbewussten die neurotischen

Konflikte der frühen Kindheit – insbesondere die Angst vor Trennung und Kastration – als Ursachen für die späteren Angststörungen auszumachen (Freud 1926). Diese *neurotischen Konflikte* wurden bei Karen Horney (1951) weiter »modernisiert«. Hilflosigkeit und Traumatisierungen in unserer Kindheit führen zu Angst. Als Bewältigungsversuche gegen diese *Grundangst* entstehen verschiedene Schutzmechanismen. In vielen Fällen würde sich später auch eine Persönlichkeitsstörung entwickeln. Angst kann zudem Ausdruck einer strukturellen Störung oder Persönlichkeitsstörung sein. Nach Kohut (1976) ist die Angst vor Selbstwerteinbrüchen bei strukturellen Störungen (Persönlichkeitsstörungen) zentral.

Die Psychoanalytiker Michael Balint (1959) und Donald W. Winnicott (1958) richteten ihr ganzes Interesse auf die frühe Mutter-Kind-Beziehung. Von der Qualität dieser frühen Beziehung hängt es ab, wie später mit Trennungen und Angst umgegangen wird. In der *Bindungstheorie* (Bowlby 1982) und dem *Mentalisierungskonzept* (Fonagy 2003) wurden diese psychoanalytischen Ansätze weiter ausgearbeitet, so dass auf Grundlage von Traumatisierungen, kindlichen Beziehungsstörungen und Mentalisierungsstörungen evidenzbasierte Psychotherapien für Menschen mit Persönlichkeitsstörungen und Ängsten entwickelt wurden. Die psychoanalytische Theorie geht davon aus, dass durch Traumatisierungen in der Kindheit und Fehlentwicklungen frühkindlicher Beziehungen die Stabilität einer Person und die Fähigkeit, ihre Ängste zu regulieren, eingeschränkt ist, so dass Angststörungen entstehen können.

Die psychologische *Lern-* und *Verhaltenstherapie* hatten ihre Ursprünge in der Entdeckung der klassischen Konditionierung (Pavlov 1927) und der operanten Konditionierung (Skinner 1938). Bei der klassischen Konditionierung bekommen frühere neutrale Reize eine Signalfunktion. Eine Reiz-Reaktions-Verbindung wird gelernt und die gelernte Reaktion gezeigt. Bei der operanten Konditionierung wird durch eine Belohnung oder durch den Wegfall einer unangenehmen Konsequenz die Wahrscheinlichkeit für ein bestimmtes Verhalten erhöht und das Verhalten wird dadurch verstärkt. Später konnte gezeigt werden, dass diese Prinzipien beim Lernen eine zentrale Rolle spielen und auf das Erlernen emotionaler Reaktionen und Ängsten übertragbar sind. Die *Lerntheorie* zeigt uns insbesondere ab den 1950er Jahren, dass Angst unabhängig von ihrer Herkunft erlernt wird. Die Verhaltenstherapie baut auf diesen Erkenntnissen ihre Therapien auf, wie auch die sog. »Dritte Welle« der Verhaltenstherapie sehr erfolgreich ab den 1990er Jahren zeigen konnte.

In dieser Zeit wurden auch Erkenntnisse aus tierexperimenteller Forschung und aus Studien am Menschen gewonnen, die unser Angstsystem im Gehirn erklären (LeDoux 1996). Entwicklungsgeschichtlich betrachtet sichert das *neurobiologische Angstsystem* unser Überleben, indem wir vor Gefahren schnell gewarnt werden und neurobiologische Reaktionen ausgelöst werden, die entweder einen Kampf- oder einen Flucht-Modus ermöglichen. Vor allem mit Bildgebungsverfahren konnte die Bedeutung des limbischen Systems im Gehirn als Ursprung und Schaltstelle der Emotionen und der Angst gezeigt werden. Neuroendokrine Systeme mit der Ausschüttung von Hormonen wie Cortisol, die auf

2 Warum erleben wir Panik und was löst sie aus?

den Kreislauf und das Nervensystem wirken, sind mittlerweile gut untersucht und verdeutlichen die neurobiologischen Grundlagen der Angst-Reaktionen.

3 Ist Panik ungesund? Ab wann spricht man von einer Krankheit und wie viele Menschen leiden darunter?

Ist Panik ungesund?

Die Sorge, dass Panik selbst, also Angst-Symptome, ungesund oder gesundheitsschädigend sein könnten, hören wir sehr oft in der täglichen Praxis mit Menschen, die unter Panik und Angst leiden. Die Befürchtung selbst ist wiederum auch ein Treiber der Panik, da dadurch die Angst vor Panik verstärkt wird und sich somit die Anspannung erhöht. Dabei ist medizinisch klar und unumstritten: Eine Panikattacke und Angst-Symptome sind ungefährlich! Sie werden als sehr unangenehm und störend empfunden, aber grundsätzlich sind sie nichts anderes als eine starke, plötzliche physiologische Aktivierung, also sozusagen eine Alarmreaktion, welche die Bereitstellung von möglichst viel Aufmerksamkeit, Wachsamkeit, körperlicher Energie und Reaktivität ermöglichen soll. Rein physiologisch passiert im Körper nichts anderes, als wenn wir beispielsweise vor etwas weglaufen. Auch das ist medizinisch betrachtet ungefährlich. Da der Stressor/Angstauslöser aber in diesem Fall nicht bewusst fassbar ist (von innen kommt), wird die körperliche Reaktion nicht als normal interpretiert und entsprechend als Bedrohung selbst empfunden.

Gleichzeitig erleben Menschen, die unter einer Panikerkrankung leiden, nicht nur akute Panikattacken, sondern leiden oft auch unter einer anhaltenden chronischen Anspannung, weil sie Angst vor der Panik haben, sich viel sorgen usw.

Dieser Zustand der chronischen Angst und des anhaltenden Sich-Sorgens hingegen ist körperlich und medizinisch gesehen relevant. Es ist nicht akut gefährlich, kann aber längerfristig negative Auswirkungen auf die Physiologie des Menschen haben. So kann anhaltender chronischer Stress, Anspannung und Angst beispielsweise zu Schlafstörungen, Spannungsschmerzen, Magen-Darm-Beschwerden und weiteren chronischen medizinischen Anomalien und Beschwerden führen.

> Akute Angst-Symptome und Panikattacken sind medizinisch gesehen absolut ungefährlich und körperlich unbedenklich. Sie unterscheiden sich im Wesentlichen nicht von normalen physiologischen Aktivierungsprozessen wie sie auch in anderen Lebenssituationen (wie zum Beispiel beim Sport) passieren.
>
> Anhaltende und chronische Unsicherheit, Anspannung, Stress oder Angst, wie zum Beispiel die Angst vor der Panik (wie sie oft im Rahmen von Panikstörungen erlebt wird), kann hingegen längerfristig negative Auswirkungen auf unterschiedliche Körperprozesse haben, weswegen es mittelfristig wichtig ist, eine

entsprechende Behandlung aufzusuchen, sollten Panikattacken und anhaltende Anpassungszustände über längere Zeiten persistieren.

Wie häufig sind Angststörungen und wie verbreitet sind Panikstörungen als eine Form der Angststörungen?

Oft sprechen Betroffene selbst von *Angst* als ihrem Hauptproblem. Andere berichten dagegen nur ihre *Angst-Symptome* (wie Schwindel, Bauchschmerzen oder Herzklopfen) als körperliche Beschwerden und ordnen diese Symptome gar nicht als Angst ein. Gerade bei den sich wiederholenden Panikattacken, die »aus heiterem Himmel« auftreten, wird der Zusammenhang zur Angst von den Betroffenen nur selten gesehen. Panik und Angst kann sich ganz unterschiedlich äußern und wird entsprechend ihrer Symptomatik als eine Angststörung diagnostiziert. Insgesamt sind Angststörungen ein sehr häufiges Problem.

Epidemiologie der Panik- und Angststörungen

Die Angststörungen sind von allen psychischen Störungen die häufigste. Ungefähr ein Drittel aller Menschen hat Studien zufolge mindestens einmal im Leben eine *diagnostizierbare Angststörung*. Die *Panikstörung* weist eine Lebenszeitprävalenz von 5 % auf (Kessler et al. 2012).

Drei Viertel aller Angststörungen treten vor dem 18. Lebensjahr auf. Ein Erstauftreten nach dem 20. Lebensjahr ist eher selten (Zwanzger 2019). Damit treten Angststörungen früher als Depressionen oder Abhängigkeitserkrankungen auf. Ein Vermeidungs- und Rückzugsverhalten kann aber zu depressiven Entwicklungen oder zu vermehrtem Substanzkonsum im Sinne einer Selbstmedikation bei bestehender Angststörung führen (Walter und Gouzoulis-Mayfrank 2019). Frauen entwickeln zwei- bis dreimal häufiger eine Angststörung als Männer (Beesdo-Baum und Knappe 2012).

Ab wann wird Panik und Angst zur Krankheit bzw. zu einer psychischen Störung und wie häufig treten diese auf?

Das typische Vermeidungsverhalten bei wiederholten Ängsten kann zu chronischen Verläufen mit erheblichen sozialen, beruflichen und anderen gesellschaftlichen Problemen führen. Sowohl der *Leidensdruck* bei auftretenden Angst-Symptomen als auch die *gesellschaftlichen Folgen* (sozial, beruflich) gelten als Indikatoren dafür, wann die Belastung und Beeinträchtigung, die mit der Angst einhergehen, ein normales und zumutbares Maß überschreiten.

> Die emotionale *Belastung* (Leidensdruck) und *Beeinträchtigung* (sozial, beruflich und im Alltag insgesamt) werden als Kriterien herangezogen, um zu unterscheiden, wann Panik und Angst pathologisch sind.
> Fühlen sich Betroffene (und/oder ihr Umfeld) anhaltend und dauerhaft durch die Panik und dem damit einhergehenden Verhalten eingeschränkt und belastet, so kann man von einer diagnostizierbaren Panik- bzw. Angststörung ausgehen.

Ist ein anhaltender Leidensdruck spürbar und mehren sich die sozialen und gesellschaftlichen Folgen der Angst, spricht alles dafür, eine Diagnostik bei Verdacht auf eine Angststörung möglichst frühzeitig einzuleiten, damit eine mögliche Therapie ohne Zeitverzögerung begonnen werden kann.

Welche Angststörungen gibt es, wie unterscheiden sie sich voneinander und von anderen psychischen Störungen und wie wird eine Angststörung diagnostiziert?

Im deutschsprachigen Raum wird mehrheitlich das Klassifikationssystem der Weltgesundheitsorganisation (WHO) – die International Classification of Diseases (ICD) – zur Diagnostik psychischer Störungen verwendet. Nach mehreren Jahren der Entwicklung ist die 11. Version im Jahr 2022 in Kraft getreten. Nach einer Übergangszeit von einigen Jahren wird die ICD-11 die Grundlage für die Diagnostik und Einordnung psychischer Störungen sein. In der neuen ICD-11 (WHO 2023) wird das Klassifikationssystem der WHO jenem der American Psychiatric Association, dem DSM-5, angeglichen, welches die *Panikstörung* und *Agoraphobie* als separate Angststörung ausweisen (APA 2013).

Weitere Änderungen der neuesten und nun gültigen Version unseres diagnostischen Klassifikationssystems sind, dass die Trennungsangst und der selektive Mutismus nicht mehr auf das Kindes- und Jugendalter begrenzt sind und auch im Erwachsenenalter als Angststörung diagnostiziert werden können. Trennungsangst ist die Angst bei einer (erwarteten) Trennung von einer wichtigen Bezugsperson, selektiver Mutismus beschreibt hingegen die Unfähigkeit, in bestimmten sozialen Situationen zu sprechen. Derzeit ist aber noch unklar, wie bedeutend diese beiden Angststörungen im Erwachsenenalter wirklich sind (Zwanzger 2019). Panik als innerer psychischer Zustand sehr ausgeprägter Angst, der selbst zusätzlich als bedrohlich erlebt werden kann, tritt in unterschiedlichen psychischen Störungen auf und findet sich meist auch in allen Angststörungen wieder. In der Panikstörung und der Agoraphobie spielt die Panik jedoch nochmal eine wichtigere Rolle und ist sehr zentral für das Krankheitsbild. Im Folgenden werden wir daher auf alle Angststörungen eingehen und darstellen, was die entsprechenden zentralen psychischen Aspekte sind. Dies soll vor allem dazu dienen, aufzuzeigen, wie sie sich unterscheiden. Wenngleich *Panik* in all diesen Störungen auftreten kann, werden die Störungen insgesamt unterschiedlich behandelt. Der Umgang mit der akuten Panik ist hingegen immer sehr ähnlich. Auf den Umgang mit der akuten Panik werden wir in den folgenden Kapiteln eingehen.

In der folgenden ▶ Tab. 3.1 werden die Diagnosen und ihre Hauptmerkmale beschrieben. Wir haben uns für diese tabellarische Darstellung in der Sprache, bei den Formulierungen und bei den Beispielen an der S3-Leitlinie der Arbeitsgemeinschaft der wissenschaftlichen medizinischen Fachgesellschaften e. V. (Bandelow et al. 2021) orientiert, die unseres Erachtens sehr gut gewählt sind, um Angststörungen in einfach verständlicher Sprache zu erläutern.

Wie erfolgt nun die Diagnosestellung einer Angststörung? Für einen ersten Verdacht auf eine bestimmte Angststörung können *Screening-Fragen* hilfreich sein, die die jeweilige Angststörung in einem ersten Schritt weiter eingrenzen können. An dieser Stelle ist noch anzumerken, dass diese Fragen weniger für Betroffene, sondern vielmehr für *Fachpersonen* von Bedeutung sind. Die Screening-Fragen werden so von den neuesten Behandlungsleitlinien für Angststörungen empfohlen (Bandelow et al. 2021).

In ▶ Tab. 3.2 sind Screening-Fragen für die wichtigsten fünf Angststörungen aufgeführt (Bandelow et al. 2021, S. 18).

Zu Beginn jeder Diagnostik sollten die Betroffenen selbst zu Wort kommen und offen über ihre Beschwerden und Angst-Symptome berichten können. Ist bei den Schilderungen etwas unklar, kann konkret nachgefragt werden. In Notfallsituationen spielen auch bei Angststörungen ausreichend Zeit, eine ruhige Atmosphäre und eine empathische Haltung eine besonders wichtige Rolle (Walter und Lang 2022).

Tab. 3.1: Hauptmerkmale der unterschiedlichen Angststörungen

Diagnose	Hauptmerkmale
Agoraphobie	• Die Agoraphobie wird oft auch als Platzangst bezeichnet. • Betroffene haben in und vor bestimmten Situationen Angst und meiden diese daher.

Tab. 3.1: Hauptmerkmale der unterschiedlichen Angststörungen – Fortsetzung

Diagnose	Hauptmerkmale
	• Es wird befürchtet, in dieser Situation eine Panikattacke zu erleiden, in Ohnmacht zu fallen oder beispielsweise einen Herzinfarkt zu erleiden. • Hinzu kommt die Befürchtung, dass es in den Situationen keine Fluchtmöglichkeit gäbe bzw. Hilfe im Notfall nicht durchdringen könnte. • Typische Situationen: Menschenmenge, geschlossene Räume, Warteschlangen, öffentliche Plätze
Generalisierte Angststörung	• Betroffene dieser Erkrankung leiden (ähnlich wie bei der Panikstörung) unter körperlichen Symptomen der Angst. • Bei der Generalisierten Angststörung treten die Angst-Symptome aber nicht alle gleichzeitig in Form einer Attacke auf, sondern die Symptome wechseln sich ab, wobei immer welche vorhanden sind. • Betroffene erleben dauerhaft unterschwellige körperliche Angst-Symptome. • Wovor genau die Betroffenen Angst haben, können sie oft nicht genau sagen; sie machen sich um Alltägliches Sorgen und sind somit permanent nervös, angespannt und ängstlich.
Panikstörung	• Angstanfälle (= Panikattacken) mit starken körperlichen Ausdrucksformen • Die Panikattacken treten ganz plötzlich und wie aus heiterem Himmel auf und nehmen während weniger Minuten an Stärke zu. • Infolge der Angst vor Panikattacken werden Situationen vermieden und/oder aufwändige Kontrollstrategien eingesetzt. • Oft geht die Panikstörung mit einer massiven Angst vor einem (körperlichen) Kontrollverlust oder dem plötzlichen Erleiden einer körperlichen Erkrankung (Herzinfarkt oder ähnlichem) einher.
Soziale Phobie	• Menschen, die unter einer Sozialen Phobie leiden, haben Angst vor Situationen, in denen sie von anderen Menschen bewertet werden könnten. • Die Betroffenen fühlen sich im Beisein anderer Menschen meist beobachtet und haben Angst davor, kritisch betrachtet zu werden. • Die Soziale Phobie führt in der Regel zu der Vermeidung von sozialen Situationen (z. B. Vorträge, Prüfungen, Behördengänge) oder von Handlungen im Beisein anderer Menschen (telefonieren, etwas aufschreiben, etwas sagen). • In sozialen Situationen leiden Betroffene dann meist auch unter körperlichen Begleitsymptomen der Angst, welche diese noch weiter verstärken (z. B. Erröten, Harndrang, Zittern der Hände oder der Lippen).
Spezifische Phobie	• Betroffene einer Spezifischen Phobie haben nur vor etwas Spezifischem sehr ausgeprägte Angst. • Die Angst ist nicht alltäglich, sondern sehr massiv und führt zu bedeutsamem Leidensdruck und Alltagsbeeinträchtigungen, weil die angstauslösende Situation umfassend vermieden werden muss. • Beispiele für häufige Spezifische Phobien sind die Angst vor Höhe/Tiefe, vor dem Fliegen, vor gewissen Tieren, Blut oder Spritzen.

Tab. 3.2: Screening-Fragen bei Verdacht auf eine Angststörung (Code nach ICD-11) (Bandelow et al. 2021, S. 18)

Diagnose	Code	Screening-Fragen
Agoraphobie	6B02	• Haben Sie in den folgenden Situationen Angst oder Beklemmungsgefühle: Menschenmengen, enge Räume, öffentliche Verkehrsmittel? • Vermeiden Sie solche Situationen aus Angst?
Generalisierte Angststörung	6B00	• Fühlen Sie sich angespannt oder nervös? • Machen Sie sich häufig über Dinge mehr Sorgen als andere Menschen? • Haben Sie das Gefühl, ständig besorgt zu sein und dies nicht unter Kontrolle zu haben? • Befürchten Sie oft, dass ein Unglück passieren könnte?
Panikstörung	6B01	• Haben Sie plötzliche Zustände, bei denen Sie in Angst und Schrecken versetzt werden und bei denen Sie unter Symptomen wie Herzrasen, Zittern, Schwitzen, Luftnot, Todesangst u. a. leiden? • Haben Sie plötzliche Anfälle mit Zittern, Schwitzen, Herzrasen oder Luftnot?
Spezifische Phobie	6B03	• Haben Sie starke Angst vor bestimmten Dingen oder Situationen wie Insekten, Spinnen, Hunden, Katzen, Naturgewalten (Gewitter, tiefes Wasser), Blut, Verletzungen, Spritzen oder Höhen?
Soziale Angststörung	6B04	• Haben Sie Angst vor sozialen Situationen, in denen Sie befürchten, dass andere negativ über Sie urteilen könnten, Ihr Aussehen kritisieren könnten oder Ihr Verhalten als dumm, peinlich oder ungeschickt ansehen könnten?

Im *diagnostischen Interview* können die Screening-Fragen entweder »en bloc« eingebaut werden oder sie werden einzeln im Gespräch »eingestreut«, wenn die *psychiatrische Anamnese* und der *psychopathologische Befund* erhoben werden. Wichtig ist, die psychiatrische Anamnese und die psychopathologische Befunderhebung sorgfältig durchzuführen, um die Ängste der Betroffenen in den psychopathologischen Zusammenhang stellen zu können. Häufig treten die Angststörungen nicht isoliert auf, sondern werden von anderen psychischen Störungen begleitet. Depressionen, Psychosen und Suchtkrankungen sollten in einem diagnostischen Interview ausgeschlossen oder von den Angststörungen im engeren Sinne abgegrenzt werden. Eine sorgfältige Diagnostik ist wichtig, da jede psychische Störung ein anderes Vorgehen und eine andere Therapie benötigt. Systematisch kann der psychopathologische Befund mit dem AMDP (Arbeitsgemeinschaft für Methodik und Dokumentation in der Psychiatrie)-System erfasst werden (AMDP 2016). Besonders bei Suchtkrankungen und Entzugssymptomen ist die Differenzialdiagnostik und die Abgrenzung zu den Angststörungen nicht immer einfach – hier sind neben der Psychopathologie die Anamnese und ein Drogenscreening entscheidend (Soyka et al. 2018).

In ▶ Tab. 3.3 sind die wichtigsten Differenzialdiagnosen bei Angst und das entsprechende Vorgehen aufgeführt.

Tab. 3.3: Angst bei anderen psychischen Störungen

Angst-Symptome	Psychopathologie/ psychiatrische Anamnese	Vorgehen
Angst bei Psychosen	• Formale Denkstörungen, Wahngedanken, Ich-Störungen	• Antipsychotische Behandlung (Medikation)
Angst bei Depressionen	• Hoffnungslosigkeit, Versagensängste, evtl. Suizidgedanken	• Störungsspezifische Psychotherapie • Antidepressive Behandlung (Medikation)
Angst bei Alkohol- und Drogenentzug	• Vegetative Entzugssymptome, Alkohol- und Drogenvorgeschichte, Alkohol- und Drogenscreening positiv	• Entzugsbehandlung

Im Weiteren wird die Diagnostik der *Panikstörung* nach ICD-11 (WHO 2023) und DSM-5 (APA 2013) beschrieben. Die Panikstörung ist dabei von den anderen Angststörungen abzugrenzen (siehe auch ▶ Tab. 3.1). Bei der *Generalisierten Angststörung* sind die Sorgen typisch, bei der *Panikstörung* hingegen die sich wiederholenden Panikattacken. Bei der *Agoraphobie* steht die Befürchtung im Vordergrund, aus einer bestimmten Situation nicht entkommen zu können, bei der *Spezifischen Phobie* die Angst vor bestimmten Situationen und Objekten. Bei der *Sozialen Angststörung* ist die Befürchtung oder Vermeidung von Situationen typisch, in denen sich die Betroffenen einer kritischen Bewertung durch andere ausgesetzt fühlen.

Die Panikstörung ist wie beschrieben gekennzeichnet durch sich wiederholende Panikattacken. Die Diagnose ist nicht zu stellen bei nur einer einzelnen Panikattacke (APA 2013). Die Panikattacken treten plötzlich und »aus heiterem Himmel« auf und sind für die Betroffenen meist nicht zu erklären.

Eine *Panikattacke* ist eine Episode intensiver Angst, begleitet von körperlichen Symptomen, die plötzlich beginnt, nach wenigen Minuten ihre stärkste Ausprägung erreicht und mindestens einige weitere Minuten anhält (Dilling et al. 1991).

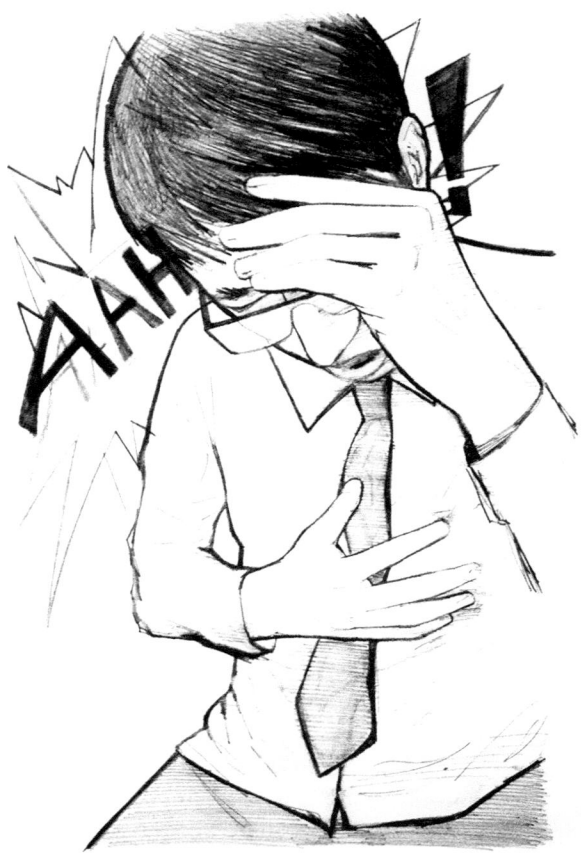

Körperliche Symptome müssen bei der Panikattacke vorhanden sein. Für die Diagnose einer Panikstörung sollten mindestens vier der in ▶ Tab. 3.4 aufgeführten Symptome vorhanden sein (APA 2013).

Neben dem Vorhandensein von Panikattacken mit den entsprechenden körperlichen Symptomen muss für die Diagnose nach dem DSM-5 eine ständige Sorge vorhanden sein, eine erneute Panikattacke zu erleiden, oder eine Verhaltensänderung, um weitere Panikattacken zu verhindern (APA 2013).

Abzugrenzen sind die Panikattacken insbesondere von körperlichen Erkrankungen, die akut auftreten und mit einer vegetativen Symptomatik einhergehen. Vor allem ein *Herzinfarkt* oder *Herzrhythmusstörungen* sollten zuerst ausgeschlossen werden.

Meist haben die Betroffenen auch Angst vor einer weiteren Panikattacke, die sie nicht kontrollieren können. Da sie »aus heiterem Himmel« auftreten, sind sie ebenfalls schwer vorauszusagen. Wichtig ist in diesem Zusammenhang, die Betroffenen nicht zu stigmatisieren. Gerade in Notfalleinrichtungen sollten die Betroffenen ernst genommen werden, auch wenn sie keine schwerwiegende körperliche Erkrankung haben. Die Panikattacken sind in der Regel mit besonders starken Ängsten assoziiert, teilweise befürchten die Betroffenen, verrückt zu werden oder sterben zu müssen (▶ Tab. 3.3). Ein beruhigender Umgang ist hier besonders wichtig, damit ein Klima geschaffen wird, in dem Betroffene vertrauen können, wieder Sicherheit gewinnen und sich entsprechend beruhigen können.

Tab. 3.4: Körperliche Symptome einer Panikattacke

Symptomgruppe	Körperliche Symptome
Vegetative Symptome	• Herzklopfen, erhöhte Herzfrequenz • Schweißausbruch • Zittern • Mundtrockenheit
Symptome im Brust- und Bauchraum	• Atembeschwerden • Beklemmungsgefühl • Brustschmerzen • Übelkeit oder Bauchschmerzen
Psychische Symptome	• Schwindel, Unsicherheit oder Benommenheit • Gefühl von Unwirklichkeit • Angst, verrückt zu werden oder die Kontrolle zu verlieren • Angst zu sterben
Allgemeine Symptome	• Hitzegefühl oder Kälteschauer • Gefühllosigkeit oder Kribbeln

Gerade zu Beginn der Störung sind die Betroffenen meist von einer körperlichen Ursache ihrer Beschwerden überzeugt, da sie die körperlichen Beschwerden wahrnehmen. Durch das plötzliche Auftreten ohne ersichtlichen Grund ist die Vorstellung, dass eine Panik- bzw. Angststörung vorliegen soll, zunächst befremdlich und schwer nachzuvollziehen. Dieser Prozess ist später ein sehr wichtiger Teil der sich anschließenden Psychotherapie. In der Notfallsituation selbst geht es zunächst um eine Beruhigung der Situation und um eine Reduktion des Leidensdrucks und der Angst.

3 Ist Panik ungesund?

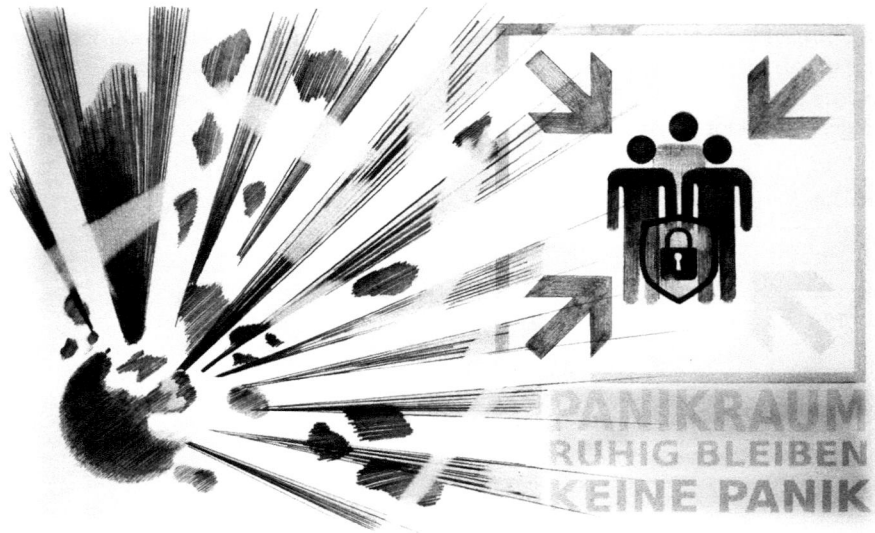

4 Wie erfolgt die Behandlung von Panik und Panikstörungen?

Das Wichtigste zuerst: Angst- und Panikstörungen lassen sich gut behandeln! Meist werden sie allerdings nicht richtig oder zu spät behandelt. Entweder weil sie von Betroffenen aus Scham lange nicht ausgesprochen werden oder weil andere – auch Fachpersonen – nicht genau genug hinhören oder -schauen, Andeutungen vielleicht erst einmal bagatellisieren, es zu Beginn nicht so ernst nehmen und die entsprechende Behandlung nicht initiieren. Grundsätzlich gilt nämlich: Je früher behandelt wird, umso schneller und erfolgreicher lassen sich Ängste und Panikattacken überwinden.

Von alleine verschwinden Angst- und Panik-Symptome in der Regel nicht. Sie chronifizieren eher mit der Zeit, werden also stärker und weiten sich auf andere Lebensbereiche aus. Entsprechend sollte man früh reagieren und versuchen, die Prozesse der Angst- und Panikstörungen auszuhebeln, bevor sie sich gefühlt verselbstständigen. Sobald man eine anhaltende Belastung und Beeinträchtigung feststellt, also man beispielsweise Situationen, Orte oder spezifische Kontexte zu meiden beginnt, sollte man aufmerksam werden und versuchen, eine Änderung zu initiieren. Dafür braucht es nicht immer gleich fachspezifische Begleitung. Gerade zu Beginn, wenn die Beeinträchtigung und Belastung noch gering ist, kann es gut sein, dass ein Fachbuch (wie zum Beispiel das vorliegende Buch und darin speziell das nächste Kapitel), eine spezifische und vertrauenswürdige Hilfe im Internet, ein Selbsthilfeangebot oder ähnliches einem aus dem Teufelskreis der Angst oder Panik helfen kann. Sobald man jedoch merkt, dass man angst- bzw. panikbezogenes Vermeidungsverhalten nicht allein reduzieren kann, sollte man – möglichst früh – fachspezifische Hilfe in Anspruch nehmen.

Die Diagnose und Behandlung von Angst- und Panikstörungen werden von Ärzten und psychologischen Psychotherapeuten durchgeführt. Beteiligt sind in den meisten Fällen Hausärzte, Psychotherapeuten und Psychiater. Hausärzte nehmen dabei meist die Rolle des Lotsen ein. Sie stellen eine pathologische Angst oder Panik fest und helfen den Betroffenen dann, eine passende therapeutische Fachkraft zu finden. Die spezifische Psychotherapie, welche unabdingbar für die Behandlung von Angst- und Panikstörungen ist, wird von Psychologischen Psychotherapeuten oder Psychiatern durchgeführt. Psychiater sind Fachärzte für Psychiatrie und Psychotherapie und können entsprechend auch Medikamente verschreiben, wenn dies angezeigt und von Betroffenen gewünscht ist. An der Behandlung können darüber hinaus auch noch weitere Fachpersonen beteiligt sein. In Kliniken beteiligen sich beispielsweise Sozialarbeiter, Ergo- und Sporttherapeuten, Sozialpädagogen und andere, wobei besonders auch noch psychiatrische Pflegekräfte und häusliche psychiatrische Pflegefachpersonen hervorzuheben sind. Sie sind maßgeblich an der

Behandlung beteiligt und die Experten darin, gerade bei schwer eingeschränkten Betroffenen eine eigenständige Alltagsbewältigung wiederherzustellen. In der Klinik und in der häuslichen psychiatrischen Pflege unterstützen sie die alltagsnahe Umsetzung von therapeutischen Inhalten und fördern so den Erhalt oder die Wiedererlangung der Alltagsfähigkeit und Selbstständigkeit.

Dieses Buch richtet sich sowohl an Betroffene, deren Angehörige wie auch an Fachpersonen. Entsprechend haben wir im Folgenden zwischen genau diesen Rollen in der Behandlung unterschieden. Wir erläutern zuerst, was Betroffene selbst tun können. In dem darauf folgenden Kapitel illustrieren wir, wie Angehörige und Freunde helfen können, bevor wir beschreiben, wie Ärzte mit Panik umgehen sollten und welche Medikamente eingesetzt werden könnten. Abschließend illustrieren wir in, welche Inhalte in der Psychotherapie von Psychologischen oder Ärztlichen Psychotherapeuten enthalten sein sollten. Dabei halten wir uns explizit an das, was wissenschaftlich nachgewiesen wurde und den Weg in die Behandlungsleitlinien von Angststörungen gefunden hat.

Ich leide unter Panik, was kann ich tun?

Wenn Sie selbst unter Panikattacken leiden oder Betroffener einer Angststörung sind, sollten Sie vor allem dieses Unterkapitel sorgfältig lesen. Zusammenfassend kann man zwischen drei Ebenen unterscheiden, auf denen man selbst aktiv werden kann:

1. Die inneren Antreiber und Motoren der Angst und Panik ausbremsen,
2. Vermeidung und Kontrollversuche reduzieren, um sich aus dem Teufelskreis der Angst zu lösen und die eigene Freiheit und Sicherheit Schritt für Schritt wiederzuerlangen, sowie
3. präventiv einen möglichst gesunden Lebensstil pflegen, um Panik- und Angstanfällen vorzubeugen und widerstandsfähiger wie auch resilienter zu werden.

In den folgenden Unterkapiteln werden wir ausführlicher auf jede dieser drei Ebenen eingehen und konkrete Handlungsmöglichkeiten aufzeigen. Hierbei gilt meist die Regel: Weniger ist mehr. Versuchen Sie nicht, alle Vorschläge umzusetzen, sondern suchen Sie sich nur diejenigen aus, die Sie ansprechen und von denen Sie denken, dass Sie Ihnen helfen werden. Versuchen Sie, diese einzelnen Tipps möglichst konkret in Ihren Alltag einzubauen, zum Beispiel, indem Sie Sätze auf Karteikarten schreiben, Sie sich Notizzettel als Erinnerungshelfer in Ihren Alltagskontext einbauen oder indem Sie sich hilfreiche Sätze auf dem Hintergrundbildschirm Ihres Smartphones installieren. Binden Sie (mit deren Einverständnis) Ihre Familie und Freunde ein und sprechen Sie über die Möglichkeiten, von denen Sie denken, dass Sie Ihnen in Angst- und Panik-Situationen helfen könnten, sodass sie Sie in schwierigen Situationen an Ihre Vorsätze oder andere Hilfen erinnern können.

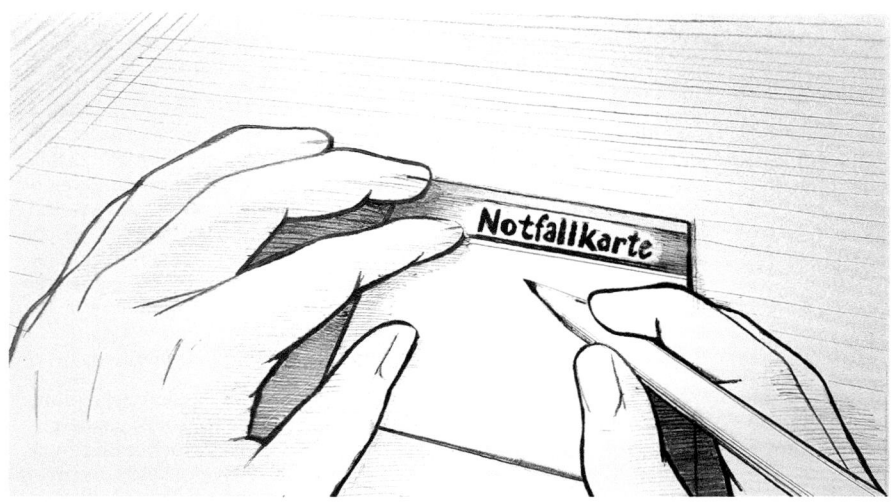

Bevor wir nun genauer auf die drei Ebenen eingehen, möchten wir vorweg noch einen wichtigen Grundsatz erwähnen: Es hilft, mit anderen über Sorgen, Angst oder Panik zu reden. Das Aussprechen von Gedanken und Gefühlen schafft Distanz und die Diskussion mit anderen unterstützt beim Perspektivenwechsel. So führt das Aussprechen und die Diskussion darüber zu einer breiteren Wahrnehmung, zu mehr gedanklicher Flexibilität und eröffnet in den allermeisten Fällen bereits einige neue Handlungsoptionen.

Wenngleich uns der vertrauliche Austausch über unsere Ängste und Sorgen schon durch so manch schwierige Situation verholfen hat, so reicht das nicht immer aus. Gerade im Kontext von Angststörungen können sich zugrundeliegende Glaubenssätze vergleichsweise hartnäckig und entsprechend furchteinflößend in unserem Verstand festsetzen. Entsprechend widmen wir uns nun zunächst inneren Motoren und Antreibern von Panik und Angst.

Etappe 1: Die inneren Antreiber und Motoren von Panik und Angst ausbremsen

1. **Falsche und nicht hilfreiche Denkmuster der Panik erkennen und entschärfen**

Ein starker innerer Antreiber der Panik sind meist Überzeugungen oder Glaubenssätze über die Panik oder die Angst selbst oder damit zusammenhängenden körperlichen Reaktionen oder physiologischen Prozessen. Diese Überzeugungen treiben die Sorgen und die Angst erst an und führen zu den bekannten Aufschaukelungen. Deswegen möchten wir an dieser Stelle zuerst mit den verbreitesten Mythen aufräumen (▶ Tab. 5.1).

4 Wie erfolgt die Behandlung von Panik und Panikstörungen?

Tab. 5.1: Hinderliche und fehlerhafte Überzeugungen oder Glaubenssätze über Panik und Angst

Mythos	Erklärung
»Bei Angst oder Panik erleide ich einen Herzinfarkt.«	Die Hauptangst bei einer Panikattacke ist in der Regel die Furcht vor einem Herzinfarkt, des Kontrollverlustes oder gar vor dem plötzlichen Tod. Bei Angst und Panik kommt es tatsächlich unter anderem zu einer Beschleunigung des Herzschlages, der Pumpleistung des Herzens und der Erweiterung der Herzkranzgefäße. Im Grunde passiert das Gleiche wie bei einer verstärkten körperlichen Betätigung, nur dass es in diesem Fall nicht durch Bewegung, sondern durch starke Angstgedanken selbst ausgelöst wird. Herzrasen beim Sport kommt einem normal vor. Im Ruhezustand erscheint es hingegen unerklärlich und löst daher Besorgnis und Panik aus. *Dabei ist es absolut ungefährlich.*
»In einer Panikattacke werde ich in Ohnmacht fallen.«	Viele Betroffene fürchten, dass sie während einer Panikattacke plötzlich ohnmächtig werden könnten. Dies ist jedoch falsch. Es passiert nämlich genau das Gegenteil. Bei Angst und Panik steigt der Blutdruck. Ohnmächtig wird man hingegen, wenn der Blutdruck abfällt und es zu einer Sauerstoffunterversorgung des Gehirns kommt. Dies verdeutlicht: *Durch Angst oder Panik wird man nicht ohnmächtig werden.*
»Ich werde bei starker Angst einfach umfallen.«	Die Angst ist in gewisser Weise eine Alarmreaktion des Körpers. Dabei kommt es zu einer vermehrten Energiezufuhr und einer Vorbereitung der Skelettmuskulatur, um rasch reagieren zu können. Wenn sich »Fehlalarme« häufen, führt dies zu ständiger Muskelverspannung. Die anhaltende Anspannung der Beine führt dann zu dem Empfinden eines unsicheren Standes. Dies wird meist als Schwankschwindel bezeichnet und erlebt. Die chronische Anspannung wird dem Gleichgewichtszentrum im Hirnstamm rückgemeldet, das dann wiederum sozusagen eine Gleichgewichtsstörung registriert. Diese Gleichgewichtsstörung ist aber nicht wie in anderen Fällen z. B. mit niedrigem Blutdruck oder Drehschwindel (Störung im Innenohr) zu verwechseln, sondern entsteht erst infolge der erläuterten anhaltenden Anspannung in den Beinen. *So unsicher sich das auch anfühlen mag, man kann dabei nicht umfallen.* Man sollte sich sogar eher bewegen, um die Muskeln zu entspannen und so ein besseres Gefühl von Standfestigkeit wiederzuerlangen.

Tab. 5.1: Hinderliche und fehlerhafte Überzeugungen oder Glaubenssätze über Panik und Angst – Fortsetzung

Mythos	Erklärung
»Während eines Angstanfalles werde ich ersticken.«	Während Panik und starker Angst erleben viele Menschen eine Verkrampfung des Brustkorbes, haben einen starken Druck auf der Brust und fühlen wie eine Art zugeschnürte Kehle. Dabei handelt es sich jedoch nicht um Anzeichen von Ersticken, sondern um körperliche Abläufe bei starken Angstgefühlen, die diese Empfindungen hervorrufen. So atmen wir unter Angstgefühlen sozusagen als natürliche Alarmreaktion des Körpers schneller und intensiver, um mehr Sauerstoff aufzunehmen. Dabei atmen wir viel häufiger und oft durch den Mund. Die Folge ist meist eine starke Brustatmung statt der üblichen Atmung über Nase und Zwerchfell. Die Folge ist Hyperventilation, bei der zu viel Sauerstoff ein- und zu viel Kohlendioxid über den Mund ausgeatmet wird. Fehlende Bewegung (in der Sauerstoff in Kohlendioxid umgewandelt wird) verstärkt das Ungleichgewicht weiter. Dies führt zu einer Muskelpassung und zur Verengung der Blutgefäße. Diese wiederum führen zu den befürchteten Taubheitsgefühlen, Krampf-Empfindungen, Kribbelgefühlen, Enge- und Druckempfindungen, Herzrasen, Übelkeit, Bauchbeschwerden usw. Zudem beeinträchtigt die Hyperventilation gleichermaßen die Sauerstoffzufuhr im Gehirn, was z. B. zu Schwindel oder Unwirklichkeitsgefühlen führen kann. Es sind also *alles normale Prozesse*, die sich bei Angstgefühlen abspielen und mit der veränderten Atmung bei Angst und Panik zusammenhängen. Diese sind jedoch *nicht gefährlich und lassen sich durch eine langsame und ruhige Atmung wieder normalisieren.* Man braucht keine Beruhigungsmittel, keine Tüte vor dem Mund oder ähnliches. Es sind alles »nur« Hyperventilations-Symptome, die sich durch eine langsame, normale, ruhige und gleichmäßige Atmung (*mit Fokus auf eine lange Ausatmung*) beheben lassen.
»Ich werde verrückt werden.«	Viele Betroffene befürchten, bei Panikattacken oder starker anhaltender Angst verrückt zu werden, den Verstand zu verlieren oder *schizophren* zu werden. Oder sie befürchten, diesen Gefühlen nicht standhalten zu können und durchzudrehen. Dabei *verwechseln sie jedoch emotionale Anspannung mit mangelnder gedanklicher Klarheit.* Auch wenn es sich wie ein Nervenzusammenbruch oder ähnliches anfühlen mag, *verliert man durch Panikattacken oder anhaltende Angst nicht die Kontrolle über sein Handeln* und wird auch nicht an einer Schizophrenie erkranken. Wir verwechseln hier meist die Unkontrollierbarkeit von innerem Erleben mit dem generellen Kontrollverlust. Seien Sie sicher, durch Panik oder Angst wird man nicht verrückt. Die Realitätskontrolle bleibt erhalten und man ist höchstens sozusagen *gefühlsmäßig* »verwirrt«.

Tab. 5.1: Hinderliche und fehlerhafte Überzeugungen oder Glaubenssätze über Panik und Angst – Fortsetzung

Mythos	Erklärung
»Ich erleide einen Kontrollverlust.«	Betroffene äußern oft die Sorge, sie könnten bei Panik oder starker Angst eine weitere Form der Kontrolle verlieren, sich unangemessen verhalten, laut schreien, andere Menschen oder sich selbst verletzen und anderes. Hier gilt das gleiche wie zuvor: Diese Ängste sind nicht berechtigt. Eine Panikattacke ist eine sehr starke Aktivierung des Körpers, die mit einer sehr starken physiologischen Veränderung innerhalb kürzester Zeit einhergeht. *Dies führt aber nicht zu unkontrollierten Bewegungen* oder Ähnlichem. Bewegen Sie sich am besten und Sie werden sehen, dass der innere Druck nachlässt und dann auch das Gefühl der Kontrolle zurückkommt, ohne dass Sie dabei je die tatsächliche Verhaltenskontrolle verloren haben.
»Ich werde mich unkontrolliert übergeben müssen.«	Bei Angst verspannt sich der Magen, es kann zu Oberbauchschmerzen, Übelkeit, Appetitstörungen oder Brechreiz kommen. Gerade bei Menschen mit sozialen Ängsten kann dies oft die Angst vor einem plötzlichen unkontrollierten Erbrechen auslösen. Wenngleich die Angst ein flaues, ungewohntes Gefühl im Bauch auslöst, so führt es nicht zu Brechreiz. Vielmehr dominiert auch hier eine Art Angst, die Kontrolle zu verlieren. Versuchen Sie, möglichst weiter zu essen und sich beim Essen nicht zu verstecken. Atmen Sie dabei wie zuvor beschrieben ruhig und mit Fokus auf einer langen und langsamen Ausatmung. Die Angst vor dem plötzlichen Brechreiz wird sich beruhigen und damit auch das ungewohnte Empfinden im Magen, Hals oder Speiseröhre.
»Ich verliere die Kontrolle über meinen Harn- oder Stuhldrang.«	In Phasen von Panik oder wenn wir uns erschrecken, werden unsere Ausscheidungsorgane auf gewisse Weise automatisch aktiviert. Das hatte früher vermutlich die Funktion, den Körper im Falle einer notwendigen Flucht von Unnötigem freizumachen. Dies kann Stuhl- oder Harndrangempfindungen auslösen. Das Gleiche kann auch bei Entspannung nach einem Schreck oder bei Erschöpfung passieren. Das ist aber lediglich eine Empfindung, eine Art Hinweis unseres Körpers. Dadurch wird aber keinesfalls automatisch eine unkontrollierbare Ausscheidung ausgelöst. Sie behalten jederzeit die Kontrolle, auch wenn Sie angespannt oder panisch sind. Wenn Sie den Drang hinausschieben und es z. B. über Atmung schaffen, die Angst bzw. Panikprozesse langsam wieder zurückzufahren, so verschwindet auch der Harn- bzw. Stuhldrang wieder.

Dies sind nur einige Beispiele von irrationalen Gedanken als falsche Annahmen, welche Angst vor gewissen körperlichen Symptomen auslösen und somit beim Auftreten dieser spezifischen körperlichen Symptome eine Panikattacke hervorrufen können. Sollten Sie einen dieser Gedanken als Auslöser Ihrer Panik erkannt haben, dann schreiben Sie sich die Erklärung auf, damit Sie in der konkreten Situation auf das Rational zugreifen können und den Glaubenssatz entschärfen können. Sie können natürlich auch eine andere Möglichkeit nutzen, den Glaubenssatz bei sich zu tragen. Wichtig ist nur, dass Sie die Erklärung griffbereit haben, wenn die Angst wieder auftauchen sollte. Sollte hinter Ihrer Angst vor einem spezifischen Körpersymptom ein anderer seltener (mit großer Wahrscheinlichkeit) irrationaler Gedanke oder Glaubenssatz stehen, den wir hier nicht aufgeführt haben, dann sprechen Sie einfach Ihren Hausarzt, einen Psychotherapeuten, einen Psychiater oder eine andere Fachperson auf Ihre konkrete Befürchtung an und notieren Sie sich basierend auf dessen Aussagen eine vergleichbare Erklärung, auf die Sie in den Situationen zurückgreifen können.

Wir Menschen bilden uns manchmal viel ein, wenn es um unseren Verstand geht!

Genau das sollten wir nämlich niemals vergessen. In den meisten Fällen glauben wir nämlich einfach alles, was uns unser Verstand erzählt. Wir befolgen Regeln und folgen Aussagen unseres Verstandes, meist einfach blind. Wenngleich unser Verstand selbstverständlich viele richtige und hilfreiche Gedanken und Überzeugungen produziert, so sind viele davon doch falsch und manchmal sogar großer »Humbug«. Unser Verstand verallgemeinert, pauschalisiert, generalisiert usw. Aus einer Erfahrung (machmal sogar nur eine indirekte Erfahrung, also etwas, das wir nur irgendwo aufgeschnappt haben und nicht einmal selbst erlebt haben) macht unser Verstand gerne eine Regel, die wir dann auch auf ganz andere Kontexte oder Lebensbereiche anwenden. Dabei folgt der Verstand der Regel: Lieber einmal zu viel Angst als einmal zu wenig. Für unser Gehirn geht es ja schließlich primär und ganz einfach ums Überleben. »Better safe than sorry«, würde man wohl im Englischen sagen. Aber entsprechend ist dieses Vorgehen eben auch sehr fehleranfällig und wir sollten bei all diesen automatischen Denkprozessen unseres Verstandes niemals vergessen, dass Angst zu verspüren nicht bedeutet, dass eine reale Gefahr besteht. Unser Verstand produziert eine Menge Gedanken, die total irrational sind und uns den Alltag manchmal eher erschweren. Ein einfaches Beispiel, das jedem sicherlich schon einmal begegnet ist: Menschen erleben in der Regel mehr Angst beim Fliegen als beim Autofahren, obwohl nachgewiesenermaßen das Autofahren deutlich gefährlicher und tödlicher ist als das Fliegen in einem Flugzeug. Entsprechend ist es wichtig, dass wir unserem Verstand nicht blind folgen, also alle Regeln und Glaubenssätze nicht blind annehmen und unser Verhalten nicht unreflektiert nach diesen ausrichten.

> Unser Verstand ist fehleranfällig. Nicht alles, vor dem wir Angst haben, ist gefährlich (und nicht vor allem Gefährlichem haben wir Angst). Entsprechend ist es wichtig, den Angstgedanken zu identifizieren und dann zu hinterfragen, wie *rational* und vor allem auch wie *hilfreich* er ist. Der Austausch über die Angstgedanken mit anderen macht dieses Reflektieren meist einfacher.

4 Wie erfolgt die Behandlung von Panik und Panikstörungen?

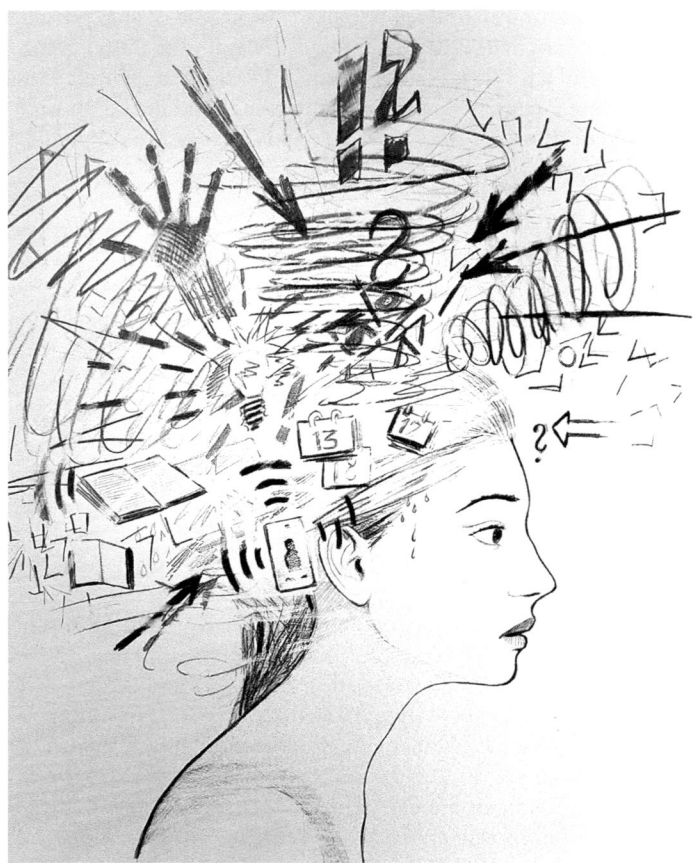

Merken wir nämlich, dass wir durch gewisse Ideen oder Überzeugungen unseres Verstandes im Alltag beeinträchtigt oder belastet werden, so können wir anfangen, diese zu benennen und zu reflektieren. Dabei sind immer zwei Fragen von Bedeutung:

- Ist der Gedanke rational oder hat sich hier ggf. ein Irrtum eingeschlichen und unterliegt der Überzeugung vielleicht ein Denkfehler?
- Ist der Gedanke hilfreich? Hilft er mir also dabei, mich zu schützen und gut zu leben? Oder schränkt er mich (z. B. im Vergleich zu anderen) in der Art und Weise, wie ich mein Leben will, ein?

Wie schon zuvor angedeutet, kann es ggf. schwer sein, das Rational hinter eigenen Gedanken zu reflektieren, weil man schlichtweg nicht immer selbst wissen kann, ob das jetzt stimmt, was mein Verstand mir gerade erzählt oder nicht. Gerade bei körperlichen/medizinischen Fragen ist das nicht immer klar. Hier lohnt es sich, den Gedanken bzw. die Überzeugung erst für sich zu erarbeiten und aufzuschreiben und sich dann mit anderen Menschen und ggf. auch mit Fachpersonen (Hausarzt oder andere Fachpersonen) darüber auszutauschen. Das schafft in der Regel schon eine Menge Distanz, relativiert und entschärft die Angstgedanken.

Neben den Gedankeninhalten selbst spielen auch andere gedankliche Prozesse eine wichtige Rolle bei der Entstehung von Panik. Dabei geht es vor allem darum, wie unser Gehirn gewisse Eindrücke, die es als bedrohlich einordnet, priorisiert und damit Rationales zurückgestellt oder überlappt wird. Dies zu verstehen ist unglaublich wichtig, um wiederum nachvollziehen zu können, warum die vermeintliche Gefahr von unserem Verstand so ernst genommen wird und dadurch eine starke Bedrohung gefühlt wird. Dieses Verständnis wiederum gibt Raum für das nötige Vertrauen, diese Gedanken loslassen zu können. Genau um diese Prozesse, die es zu verstehen gilt, geht es in den folgenden Unterkapiteln.

2. Sich der selektiven Aufmerksamkeit und Hypersensibilität für Panik-Symptome bewusst sein

Eine Unmenge an Reizen, innere wie äußere, wirken ständig auf uns Menschen ein. Äußere Reize wie zum Beispiel etwas, das wir hören, sehen, riechen oder fühlen, oder innere Reize wie wahrgenommene Körperempfindungen oder Gedanken. Dabei ist es von großem Vorteil, dass unser Gehirn in der Lage ist, zwischen all diesen Reizen sozusagen eine Selektion durchzuführen, um sich nur auf jene konzentrieren zu können, die gerade wichtig (bzw. am wichtigsten) erscheinen. Stellen Sie sich einmal vor, Ihr Gehirn würde Hintergrundgeräusche, jetzt gerade wo Sie diesen Text lesen, nicht zurückstellen. Dann wären Sie gar nicht in der Lage, diesen Text zu lesen und diesem auch inhaltlich zu folgen. Ständig würden Sie durch andere Reize abgelenkt werden. Unser Gehirn macht also eine Selektion zwischen allen Reizen, die darauf einwirken, und lenkt die Aufmerksamkeit dann spezifisch – also selektiv – auf jene, die gerade in diesem Moment als (überlebens-)wichtig erscheinen. Stellen Sie sich vor, Sie hören nun gerade in diesem Moment ein Geräusch, das auf etwas hindeutet, das gerade jedoch viel wichtiger ist als das Lesen dieses Buches, z. B. ein Geräusch, das darauf deuten lässt, dass Ihre Waschmaschine ausläuft oder Ihr Kind hingefallen ist. Dann können Sie sich nicht weiter auf das Lesen dieses Buches konzentrieren, sondern Ihre ganze Aufmerksamkeit gilt dann der auslaufenden Waschmaschine und dem drohenden Wasserschaden bzw. der möglichen Verletzung Ihres Kindes. Solange die akute Bedrohungssituation weiterhin als solche eingeschätzt wird (und nicht gelöst wurde), wird Ihr Gehirn die Aufmerksamkeit – selektiv – darauf gerichtet halten und alles andere ausblenden. Dagegen können wir uns nur sehr schwer wehren und das ist zugegebenermaßen in den allermeisten Fällen auch gut so. In den Neurowissenschaften redet man hier von der Fähigkeit der *selektiven Aufmerksamkeit*.

Genau dieses – im Grunde gutes und meist hilfreiches – Phänomen der selektiven Aufmerksamkeit spielt bei der Panikstörung (wie übrigens auch bei anderen Angststörungen) eine wichtige Rolle. Genau wie zuvor der mögliche Wasserschaden oder die Verletzung des Kindes unweigerlich – und ohne dass wir uns im ersten Moment dagegen wehren können – in den Mittelpunkt unseres Bewusstseins rückt und viel intensiver und bedeutsamer von uns wahrgenommen wird als alles andere, das gerade um uns herum passiert, so geschieht dies auch bei einer Panikattacke. Meist ist es ein körperliches Symptom/Empfinden, das wir als sehr bedrohlich wahrnehmen (bzw. das vom Gehirn fälschlicherweise als bedrohlich abgespeichert wird), das eine Panikattacke auslöst. Und gerade weil wir es als bedrohlich wahrnehmen, zieht es die gesamte Aufmerksamkeit auf sich. Im Mittelpunkt unseres Bewusstseins stehen dann nur noch die körperlichen Symptome der Panikattacke.

> Die selektive Aufmerksamkeit beschreibt den kognitiven Vorgang unseres Gehirns, selektiv zwischen (inneren wie äußeren) Reizen zu unterscheiden. So rücken als wichtig und gegebenenfalls bedrohlich wahrgenommene Reize in den Vordergrund unserer Wahrnehmung, während alle anderen Reizen ausgeblendet werden.

Welche Reize unser Gehirn dabei als wichtig und bedrohlich einordnet, ist das Ergebnis von Lernerfahrungen. So lernen wir durch direkte oder indirekte Erfahrungen, also etwas, das wir erlebt haben, das man uns erzählt hat oder das wir gelesen haben, welchen Reizen aus unserer Umwelt wir unbedingt Aufmerksamkeit schenken sollten und welche eher unwichtig sind. Je öfter wir nun vermeintlich bedrohliche Panikattacken (oder auch andere schwächere physische Angst-Symptome) erleben, umso größer wird unsere Lernerfahrung und umso sensibler werden wir für diese Reize. Man kann sich dies wie eine Alarmanlage vorstellen, die immer besser darin wird, vermeintlich unnormale und bedrohliche innere Reize zu erkennen. Betroffene werden somit immer sensibler für körperliche Panik-Symptome und entwickeln infolgedessen eine Art *Hypersensibilität* für Panik-anmutende körperliche Empfindungen. Dies führt dann dazu, dass auch andere körperliche Prozesse zunehmend als unnormal eingeordnet werden, die vorher wohl niemals wahrgenommen wurden. Dies führt somit dazu, dass Panikattacken immer öfter infolge der zunehmenden Hypersensibilität für körperliche Empfindungen auftreten und wahrscheinlicher werden.

> Körperliche Symptome rücken bei einer Panikattacke in den Vordergrund unserer Wahrnehmung und werden als viel stärker und vor allem viel bedrohlicher wahrgenommen, als sie eigentlich sind. Es ist wichtig, dass Betroffenen dies bewusst ist, damit Symptome beim Auftreten richtig eingeordnet werden und eine Distanz zu ihnen geschaffen werden kann.

Aber was kann man nun dagegen tun? Dieser Prozess läuft ja nicht bewusst und langsam, sondern unglaublich schnell und voll automatisch ab.

Wir können lernen, es uns bewusst zu machen und es zu merken. Merken, wenn sich unser Bewusstsein einengt, und *merken*, wenn unsere Aufmerksamkeit nur auf Symptome der Panik oder Inhalte der Angst eingeengt ist. In langsamen und stetigen Schritten *merken*, wenn wir infolge selektiver Aufmerksamkeit überbewerten und anderes Hilfreiches (entschärfende andere Reize von innen oder außen) ausblenden, und versuchen, unsere *Aufmerksamkeit wieder von Panik-Symptomen loszulösen und auf andere Reize auszuweiten.* Es kann z. B. helfen – sobald man merkt, dass man sich gerade nur auf Panik-Symptome fokussiert und man merkt, wie man immer sensibler für kleinste körperliche Veränderungen wird –, sich bewusst daran zu erinnern, was einen in anderen Panikattacken geholfen hat, sich bewusst machen, dass man die Körpersymptome wegen der selektiven Wahrnehmung jetzt gerade so intensiv spürt und nicht, weil sie gerade viel stärker und somit auch bedrohlich sind, und dann versuchen, sich auch noch bewusst auf andere gegenwärtige Sachen zu konzentrieren, also selektive andere Wahrnehmungen ins Zentrum des eigenen Bewusstseins zu rufen.

Zugegeben, das ist keinesfalls eine einfache Aufgabe, denn wir arbeiten somit sozusagen gegen unsere Intuition. Es braucht dafür Vertrauen, Mut und Übung. Jedoch ist es eine sehr wirksame Methode, die viele Betroffene als sehr hilfreich erleben. So lernt unser Gehirn nämlich wiederum sehr schnell, dass die vermeintlichen Symptome nicht so bedrohlich sind und es den selektiven Fokus auf gewisse Körperempfindungen sozusagen gar nicht unbedingt braucht. So entwickeln sich diese dann wiederum Schritt für Schritt zurück.

> Zusammenfassend bietet sich hier der bereits zuvor angedeutete Vergleich zu einer Alarmanlage an: Die Alarmanlage (unser Gehirn bzw. unser Verstand) arbeitet richtig, sie reagiert auf vermeintlich unnormale und als bedrohlich wahrgenommene Reize. Die Alarmanlage ist aber mit der Zeit viel zu sensibel geworden und somit viel zu sensitiv eingestellt. Sie reagiert also auch schon auf normale und unbedrohliche Ereignisse. Wir können jedoch beim menschlichen Verstand nicht einfach auf einen Reset-Knopf drücken, da unser Gehirn nämlich nicht auf Knopfdruck vergisst. Vor allem nicht alles, was potenziell bedrohlich ist. Daher ist es wichtig, dass wir uns der Übersensibilität, also sozusagen der fälschlich übersensiblen Einstellung der Alarmanlage bewusst sind, damit wir nicht bei jedem ausgelösten Alarm direkt weglaufen, sondern erst einmal besonnen nachschauen oder überlegen, ob es sich nicht um einen Fehlalarm handelt.

3. Auslöser der Panik erkennen, richtig einordnen und benennen

Wir Menschen haben grundsätzlich ein großes Bedürfnis nach Kontrolle, weswegen wir in der Regel für alles nach möglichen Erklärungen suchen. Und gerade weil Panikattacken wie aus heiterem Himmel kommen und unerklärlich erscheinen, ist das Bedürfnis nach einer Erklärung hier besonders groß. Und das natürlich gerade speziell in dem Moment, wenn sie auftauchen.

> Das Wissen darüber, welche Empfindung bzw. welches spezifische Symptom am Anfang der individuellen Panik steht, hilft dabei, Über- und Falsch-Bewertungen zu antizipieren und sich nicht in den Sog der Panik ziehen zu lassen. Kennt man den Auslöser, so kann diesem frühzeitig entgegengewirkt werden.

4 Wie erfolgt die Behandlung von Panik und Panikstörungen?

Was wir bisher wissen, ist, dass Panikattacken meist durch körperliche Empfindungen ausgelöst werden. Genau genommen sind es aber nicht die körperlichen Empfindungen, sondern erst die Bewertung dieser Empfindungen als etwas Anormales und Bedrohliches macht die Empfindung zu Symptomen, die wiederum so beängstigend sind, dass der bereits zuvor in diesem Buch beschriebene Teufelskreis der Panik ausgelöst wird. Um sich auch in der konkreten Situation der Panik nicht zu sehr in den Sog dieses Teufelskreises ziehen zu lassen, kann es hilfreich sein, ein Erklärungsmodell für die Panikattacke parat zu haben. Eine schnelle Erklärung für die Symptome kann die Bedrohlichkeit dieser nämlich entschärfen. Ein Beispiel: Stellen Sie sich vor, die Panikattacken beginnen immer mit einem zunehmenden Gefühl eines Druckes auf der Brust. Wenn Sie dieses Gefühl als ein nicht normales, pathologisches und somit bedrohliches Symptom bewerten, das auf einen Herzinfarkt oder eine drohende Ohnmacht hinweisen könnte, so wird die innere Alarmreaktion verstärkt, was wiederum die Panik antreibt und dann unweigerlich in einer Panikattacke enden könnte. *Merken* Sie aber, dass diese körperliche Empfindung nur aufgrund der zuvor beschriebenen menschlich-kognitiven Prozesse der selektiven Aufmerksamkeit und Hypersensibilität (in diesem Fall für gewisse körperliche sensorische Empfindungen) *überbewertet* wird, so können Sie Schritt für Schritt Distanz zu dieser Bewertung von körperlichen Empfindungen als bedrohliches Ereignis nehmen und gewinnen so Schritt für Schritt an Handlungsspielraum zurück. Damit die Wahrscheinlichkeit für dieses *Bewusstwerden-in-der-Situation* erhöht wird, ist es vorteilhaft, zu wissen, welches spezifische Symptom (oder wenige Symptome) bei einem selbst in der Regel die Panik auslösen (Druck auf der Brust, Schwindel oder Kribbeln usw.).

Hier kann es zudem hilfreich sein, sich ein Memo auf einen jederzeit griffbereiten Zettel oder den Hintergrundbildschirm des Smartphones zu schreiben, welches beispielsweise folgende Inhalte enthalten könnte: *Ich kenne diesen Druck auf der Brust! Ich nehme dieses Gefühl vor allem deswegen so intensiv wahr, weil mein Verstand gelernt hat, sensibel für genau diese Empfindung zu sein und sich dann darauf einschießt. Mein Verstand bewertet dieses Gefühl also gerade massiv über. Es ist nicht besonders stark oder bedrohlich, sondern ich nehme es nur besonders intensiv und bedrohlich wahr. Es ist ein Symptom der Panik. Und Panik ist unangenehm, aber nicht bedrohlich.*

4. Erwartungsangst erkennen und umdeuten

Eine wichtige Weiterentwicklung des Menschen im Laufe der Evolution war die Fähigkeit zur *Antizipation*. Vergleichen wir uns mit anderen Lebewesen, so merken wir schnell, dass es genau diese Fähigkeit ist, vorausschauen und in die Zukunft denken zu können, die uns von anderen unterscheidet. Eine komplexe gedankliche fiktive Vorstellung davon entwickeln, was in der Zukunft infolge bestimmter Ereignisse passieren mag, können andere Lebewesen im Gegensatz zu Menschen nicht (bzw. vergleichsweise nur sehr wenig). Aus der Perspektive der Darwinistischen Evolutionstheorie hat uns das natürlich weit vorangebracht. So können wir potenzielle Gefahren schon vorhersehen, bevor sie überhaupt aufgetreten sind, und sind somit sozusagen in der Lage, Andeutungen oder Vorhersagen von potenziellen Gefahren bereits vorab zu erkennen und aus dem Weg zu räumen.

Aus evolutionstheoretischer Perspektive und als ganzheitliche Fähigkeit betrachtet ist das tatsächlich ein großer Fortschritt oder eine große Errungenschaft, die uns Menschen auszeichnet. Aber wie steht es nun um die Gefahren, die eigentlich gar keine sind? Also um innere gedankliche Abbildungen von der Zukunft, die fehlerbehaftet sind oder aus anderen externen Gründen nicht mit der tatsächlichen Realität übereinstimmen. Also um gedanklich konstruierte Gefahren, die eigentlich gar keine sind. Wie steht es im Fall von Panik um die gedanklich konstruierte Angst vor Körpersymptomen oder spezifischen Situationen, die eigentlich ungefährlich sind?

Schauen wir uns dies einmal im Fall der Panik genauer an. Hier wird schnell klar: Die Angst vor einer eigentlich ungefährlichen Panik ist nämlich sicherlich nicht von Vorteil. Haben wir nämlich Angst, so wird der Erregungszustand und die Anspannung hochgefahren, um uns auf eine Gefahr vorzubereiten. Dabei sind es hingegen genau diese mit Erregung und Anpassungsprozessen zusammenhängenden körperlichen Prozesse der Angst, die die Panik-bezogene Angst auslösen und verstärken, weil diese Körpersymptome eben Panik anmuten. Konkret gesagt: Habe ich Angst vor Panik, und versuche ich folglich, die Panik zu antizipieren, bin ich genau deswegen aktivierter und angespannter. Bin ich nun angespannt, so befinde ich mich in einem körperlichen Aktivierungszustand. Diese körperliche Erregung und die damit zusammenhängenden physiologischen Prozesse werden vom Gehirn als vermeintliche Panik-Symptome interpretiert und können infolge den Erregungszustand bis hin zur Panik weiter steigern.

Dass die Antizipationsfähigkeit und die daraus resultierende *Angst vor der Angst* bzw. die *Angst vor der Panik* in diesem Kontext also im Gegensatz zu rationaleren Ängsten nicht von Vorteil sind, sondern eher mit Einschränkungen verbunden sind und Belastungen verstärken, liegt somit auf der Hand. Entsprechend ist es wichtig, die Antizipation der Angst vor einer rationalen und objektiv gefährlichen Situation von einer Erwartungsangst, die sich auf eine irrationale bzw. ungefährliche Situation (wie das Erleben von unbedenklichen körperlichen Symptomen) bezieht, unterscheiden zu können.

Betroffene sollten sich also wenn immer möglich daran erinnern, …

- dass es normal ist, Angst vor Panik zu haben und oft daran zu denken.
- dass der Gedanke allein zwar den Erregungszustand erhöht, dies aber nicht automatisch bedeutet, dass es jetzt wieder losgeht.
- dass Panik absolut ungefährlich ist.
- dass die Anspannung, die sie im Alltag oft erleben (oder der Druck im Kopf oder ähnliches), noch nicht der Anfang einer Panikattacke, sondern vielmehr nur die Angst vor der Angst ist, die ein normaler menschlicher Prozess darstellt und somit ungefährlich ist.

Daher sollten sich Betroffene

- gedanklich wieder von der Panik lösen und sich auf andere, äußere Aspekte konzentrieren (»Es ist ein normaler körperlicher Prozess, der sich nicht auf reale Gefahren bezieht, ich habe nur Angst vor der Panik, die Panik ist noch nicht da, und ich bin nicht in Gefahr!«)
- und die Anspannung, die erhöhte Erregung und Nervosität im Alltag als eine normale erhöhte Grundanspannung benennen, die vor allem auf die menschliche Fähigkeit der Erwartungsangst zurückzuführen ist.

Die Erwartungsangst als solche zu benennen hilft meist schon, die Grundanspannung sukzessive wieder zu reduzieren bzw. herunterzufahren. Wie man die körperliche Grundanspannung dann noch weiter reduzieren und sich auch von einem anhaltenden inneren Druck und Gedankendrängen lösen kann, wird im nächsten Unterkapitel beschrieben. Schlagwörter sind hier Atem-, Achtsamkeits-, Entspannungs- oder Relaxationsübungen.

Etappe 2: Vermeidung und Kontrollversuche reduzieren, um sich aus dem Teufelskreis der Angst zu lösen und die eigene Freiheit Schritt für Schritt wiederzuerlangen

Vergegenwärtigen wir uns noch einmal kurz den Teufelskreis der Panik: Ausgelöst wird die Panik in den meisten Fällen durch einen inneren Reiz, nämlich eine fälschlicherweise als bedrohlich eingeordnete, körperliche Empfindung. Infolge dieser wahrgenommenen Bedrohung reagiert der Körper mit Angst und Panik, was mit einer starken körperlichen Aktivierung und einem Fluchtimpuls einhergeht. Intuitiv reagieren Menschen auf diesen Prozess auf verschiedene Arten: Sie geben dem Impuls nach und flüchten aus der Situation, bis die Panik nachlässt, sie versuchen, die Panik zu kontrollieren, wenn eine Flucht nicht möglich ist (z. B., indem sie eine beruhigende Substanz einnehmen oder Sicherheitsstrategien einbauen) oder sie vermeiden bereits präventiv Situationen oder Umstände, von denen sie vermuten, dass Panik auftreten könnte.

Erst einmal ist es sehr verständlich, dass Menschen, die Panik erleben, den Impuls haben, diese loszuwerden und in Zukunft zu vermeiden oder zu kontrollieren. Sie möchten die unangenehmen Symptome und die intensive Angst vermeiden, die mit einer Panikattacke einhergehen können. Doch paradoxerweise ist dieser Versuch, Panik zu vermeiden oder zu kontrollieren, langfristig kontraproduktiv.

Panik zu vermeiden bedeutet nämlich, bestimmten Situationen, Orten oder Aktivitäten aus dem Weg zu gehen, die mit Panikattacken in Verbindung gebracht werden. Indem man sich vor solchen Auslösern abschirmt, mag man vorübergehend Erleichterung verspüren. Auf lange Sicht gesehen werden die Ängste (also die Angst vor der Panik) jedoch durch die Vermeidung von Situationen nur noch verstärkt. So verankert und verbreitet sich die Panik nur zunehmend in unserem Verstand und unseren Denkprozessen. Sie gewinnt also noch weiter an kognitiver Repräsentanz und wird immer öfter und in immer neuen Situationen ausgelöst. Zudem führt dies dazu, dass das Leben stark eingeschränkt wird, immer mehr Dinge vermieden werden, um keine Panik zu erleben, und somit die Panik eine immer größere Macht (und damit auch Repräsentanz in unseren Denkprozessen) erhält.

Entscheidend ist es also zu lernen, *Panik anzunehmen und zu lernen, mit ihr umzugehen, anstatt vor ihr wegzulaufen oder sie bekämpfen zu wollen.* Das ist natürlich einfacher gesagt als getan. Deswegen werden wir uns nun genauer anschauen, wie dies Schritt für Schritt erfolgen kann. Wichtig ist aber auf jeden Fall: *Die Vermeidung und Kontrolle der Panik soll nach und nach reduziert werden*, weil sich die Panik und die Angst vor der Panik sonst immer weiter ausbreiten und verstärken.

1. Erstellung einer Liste der nicht hilfreichen Strategien gegen die Panik

Vermeidungs- und Kontrollstrategien laufen oft vollständig automatisch ab. Betroffenen kann das aber zunehmend bewusster werden. Sie können lernen wahrzunehmen, *wann*, *wie oft* und *was* sie alles zur Vermeidung und Kontrolle tun. Entsprechend schlagen wir vor, dass Sie zuerst einmal eine möglichst vollständige Liste aller Strategien erstellen, die Sie bisher zur Vermeidung und Reduktion der Panik angewendet haben. Im nachfolgenden Kasten haben wir ein paar gängige Kategorien zusammen mit Erklärungen und Beispielen zur Unterstützung für Sie aufgeführt.

Vermeidungsverhalten: Unter Vermeidungsverhalten versteht man das bewusste Vermeiden von Situationen, Orten oder Aktivitäten, die mit der Möglichkeit einer Panikattacke in Verbindung gebracht werden. Betroffene können beispielsweise Menschenmengen, enge Räume oder öffentliche Verkehrsmittel meiden. Obwohl dies vorübergehende Erleichterung bieten kann, führt es langfristig zu einer Einschränkung des Lebens und verstärkt die Angst vor den vermiedenen Situationen.

Sicherheitsverhalten: Das Sicherheitsverhalten umfasst das Ergreifen von Maßnahmen, um eine Panikattacke zu verhindern oder ihre Auswirkungen abzumildern. Beispiele hierfür sind das ständige Tragen von beruhigenden Gegenständen oder Medikamenten, das Vermeiden von körperlicher Anstrengung, um körperliche Symptome zu reduzieren, oder das ständige Anhalten in der Nähe von Ausgängen, um im Falle einer Panikattacke schnell fliehen zu können. Obwohl diese Verhaltensweisen vorübergehend Erleichterung bieten können, tragen sie langfristig zur Aufrechterhaltung der Panikstörung bei, indem sie die Überzeugung verstärken, dass die Symptome gefährlich sind und die Kontrolle verloren werden kann.

Ablenkung: Manche Betroffene versuchen, Panikgefühle und -gedanken zu unterdrücken, indem sie sich bewusst ablenken. Dies kann durch Ablenkungsaktivitäten wie übermäßiges Arbeiten, ständiges Surfen im Internet, Alkohol- oder

> Drogenkonsum oder zwanghaftes Essen erreicht werden. Obwohl Ablenkung kurzfristig helfen kann, kann sie langfristig dazu führen, dass die eigentlichen Ängste nicht bewältigt werden und sich die Panikstörung verschlimmert.

2. Bewusstheit schaffen

Nachdem Sie nun bereits all Ihre Vermeidungs- und Kontrollstrategien niedergeschrieben haben, haben Sie bereits den ersten wichtigen Schritt in Richtung Veränderung gemacht. *Nun ist es wichtig, die Erkenntnis, dass diese Strategien zwar vorübergehende Erleichterung bieten, aber langfristig Ihre Panik aufrechterhalten, hochzuhalten.* Sie werden ggf. wahrnehmen, dass Ihr Verstand dies in schwierigen Situationen hinterfragen wird. Sie werden sich wahrscheinlich an dem ein oder anderen Punkt wieder fragen, ob es sich wirklich lohnt, sich der Panik zu stellen, oder ob es nicht doch einfacher ist, die Panik zu meiden, oder ob es nicht doch eine Strategie gibt, die es möglich macht, die Panik ohne negative Begleiteffekte zu kontrollieren. In diesen Situationen ist es wichtig, sich daran zu erinnern bzw. sich immer wieder ins Bewusstsein zu rufen, mit welch hohen Kosten die unterschiedlichen Vermeidungs- und Kontrollstrategien der Panik einhergehen. Damit dies nicht vergessen wird und wir wie eine Art verstärkte innere Repräsentation dieses Bewusstseins herstellen können, schlagen wir vor, dass Sie sich dies nun möglichst klar und für Sie jederzeit nachvollziehbar aufschreiben. Zum Beispiel, indem Sie folgenden Satz vervollständigen:»Ich möchte mich meiner Panik stellen, lernen, mit der Panik umzugehen, und meine panikbezogenen Vermeidungs- und Kontrollstrategien reduzieren, weil ...« Wenn Ihnen hierfür viele Gründe einfallen, umso besser. Schreiben Sie sie alle auf und versuchen Sie, dieses Schriftstück so zu platzieren, dass Sie jederzeit auf diese wichtige Motivations- und Durchhaltevermögenstiftende Information zurückgreifen können.

3. Festlegung der Ziele und Planung der Schritte

Selbstverständlich ist es nicht möglich, alle Vermeidungs- und Kontrollstrategien auf einmal aufzugeben. Das Ziel besteht also nicht darin, vom einen auf den anderen Tag sämtliche Vermeidung und Kontrolle zu stoppen, sondern es empfiehlt sich, dies Schritt für Schritt anzugehen und dabei einem stufenweise aufgebauten Plan zu folgen.

Nachdem Sie alle Vermeidungs- und Kontrollstrategien bereits niedergeschrieben haben, geht es nun darum, eine Hierarchie zu erstellen. Also festzulegen, auf welche Strategien man zuerst verzichten möchte und welche Situationen man hierfür wieder aufsuchen will.

Es geht also darum, nicht alle Strategien auf einmal zu ändern, sondern stattdessen kleine Schritte zu planen, um die Vermeidungs- und Kontrollstrategien schrittweise anzugehen. Es bietet sich an, mit denjenigen zu beginnen, die am leichtesten umzusetzen sind, und sich dann Schritt für Schritt vorzuarbeiten.

4. Entwicklung eines Plans zum konkreten Umgang mit aufkommender Panik

Statt Vermeidung und Kontrolle ist es wichtig, alternative Bewältigungsstrategien zu entwickeln. Daher sollte frühzeitig darüber nachgedacht werden, wie man sich Ängsten und Panikattacken stellen möchte, anstatt ihnen auszuweichen. Das kann beispielsweise bedeuten, sich schrittweise den vermiedenen Situationen auszusetzen oder neue alternative Strategien und Verhaltensweisen einzusetzen und zu erlernen. So kann man sich beispielsweise vornehmen, sich einen beruhigenden Satz innerlich immer wieder aufzusagen, statt sich mit Kopfhörermusik abzulenken (»Das ist nur Panik. Sie ist zwar unangenehm, aber ungefährlich. Ich möchte mich ihr stellen und lernen, mit ihr umzugehen, statt sie zu vermeiden.«). Man kann sich auch vornehmen, statt sich abzulenken oder eine Situation oder einen Ort zu meiden, sich diesem bewusst zu stellen und dadurch die Aufmerksamkeit nicht von angstauslösenden inneren oder äußeren Reizen abzulenken, sondern stattdessen bewusst eine Atemübung oder andere Entspannungstechnik anzuwenden. Dabei bietet sich insbesondere eine Atemübung an, in der man bewusst versucht, mehr Luft aus- als einzuatmen. Es wird zudem oft als hilfreich erlebt, dabei durch den Mund auszuatmen, die Lippen zusammengepresst zu halten und beim Atmen zu zählen (»Ich atme ein, eins, zwei. Ich atme aus, eins, zwei, drei, vier.«). Andere Entspannungsübungen (zum Beispiel Progressive Muskelrelaxation, PMR) oder Achtsamkeitsübungen bieten sich hier ebenfalls als Alternative an. Dabei ist es wichtig, diese bereits vorab eingeübt zu haben, damit sich eine gewisse Routine einstellt und auch sichergestellt wird, dass die Übung in der Situation auch tatsächlich klappt. PMR-Übungen können im Internet angesehen wie auch auf das Smartphone geladen werden und dann einfach abgespielt werden. Das gleiche gilt auch für Achtsamkeitsübungen. Darüber hinaus kann man sich auch selbst Instruktionen über die Diktierfunktion auf dem eigenen Smartphone aufzeichnen und abspeichern, um sie dann in der Situation mit Kopfhörern abspielen zu können. Wie bereits erwähnt ist es wichtig, dass man vorbereitet ist, die Übungen griffbereit hat und diese bestenfalls bereits ein paar Mal, sozusagen als Trockenübung, eingeübt hat. Ein Beispiel einer möglichen Achtsamkeitsübung, die man entweder auf Papier oder als Audiodatei auf dem Smartphone bei sich haben kann, haben wir am Ende des Unterkapitels eingefügt.

> Zusammengefasst ist es also wichtig, sich nun einen Plan zu erstellen, welche Kontroll- und Vermeidungsstrategien man konkret zuerst reduzieren will und was man alternativ in den Situationen machen möchte.
>
> Zudem sollte man bereits eine Hierarchie der Ziele aufgestellt haben, also festlegen, worin das nächste Zwischenziel besteht, das in Angriff genommen werden soll, sobald das erste Zwischenziel erreicht wurde.

Die Schritte können beispielsweise wie folgt schriftlich festgehalten werden: »Statt mich in der Situation X mit Y abzulenken oder Z zu machen, möchte ich versuchen, mich meiner Panik zu stellen und meine Angst-Symptome zuzulassen, in dem ich …

4 Wie erfolgt die Behandlung von Panik und Panikstörungen?

tue. Dabei hilft es mir, daran zu denken, dass … Zudem habe ich mir auch noch …-Übung bereitgelegt.«

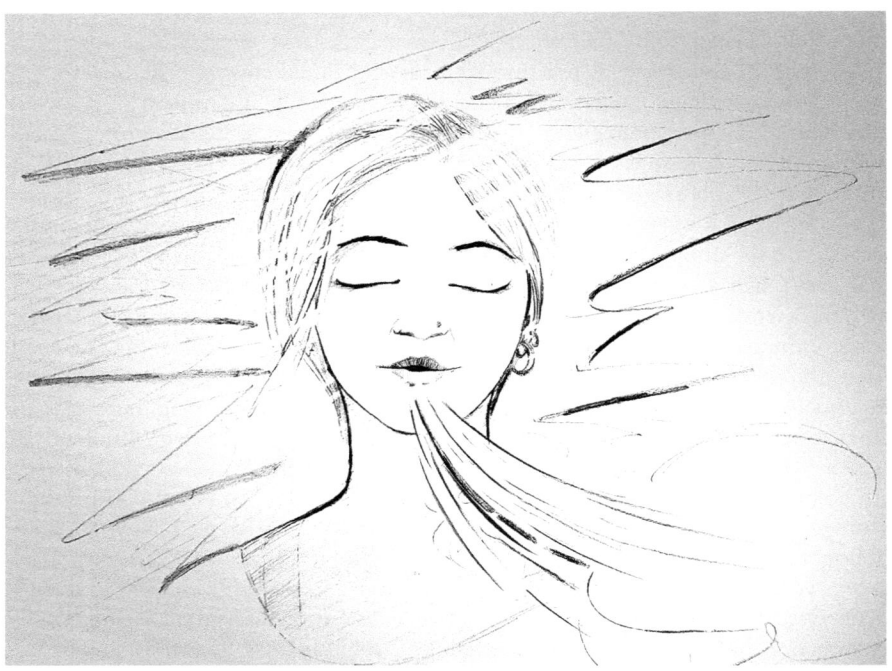

Eine beispielhafte Achtsamkeitsübung, die Sie in einer Paniksituation durchführen können:

Bemerke deine Atmung
Nimm dir einen Moment Zeit, um dich auf deine Atmung zu konzentrieren. Spüre, wie der Atem in deinen Körper ein- und ausströmt. Beachte, ob deine Atmung schnell oder flach ist, und versuche, sie bewusst zu vertiefen und zu verlangsamen. Fühle, wie sich dein Bauch beim Ein- und Ausatmen hebt und senkt.

Bodenkontakt spüren
Lenke deine Aufmerksamkeit auf deine Füße und bemerke, wie sie den Boden berühren. Spüre das Gewicht und die Stabilität deiner Füße. Konzentriere dich darauf, wie sich der Boden unter deinen Sohlen anfühlt. Achte auf den Druck, den du spürst, und wie deine Füße den Boden tragen.

Sich auf Sinneswahrnehmungen konzentrieren
Öffne deine Sinne und nimm bewusst deine Umgebung wahr. Was kannst du sehen, hören, riechen und fühlen? Nimm die Farben, Formen und Texturen um

dich herum wahr. Lausche den Geräuschen in deiner Umgebung, sei es das Rauschen des Windes oder Verkehrsgeräusche. Nimm bewusst Gerüche wahr, die in der Luft liegen, und spüre die Temperatur auf deiner Haut.

Akzeptanz und Loslassen
Erlaube nun deinen Gedanken und Gefühlen, da zu sein, ohne sie zu bewerten oder zu analysieren. Akzeptiere, dass du gerade unangenehme körperliche Empfindungen erlebst, und erlaube den Gefühlen, durch dich hindurchzufließen, ohne ihnen Widerstand entgegenzusetzen. Lasse die Kontrolle los und erlaube dem Moment, so zu sein, wie er ist. Und merke dabei jeweils, wie du gerade nicht kontrollieren oder vermeiden musst, sondern Schritt für Schritt deine Freiheit zurückgewinnst.

5. Sich positiv zureden

Mit Panik umzugehen, sich ihr zu stellen, sie nicht zu meiden und stattdessen anzunehmen, ist sehr herausfordernd und kann schmerzhaft sein. *Es braucht daher viel Mut, Wille und Bereitschaft.* Unserer Erfahrung nach können positive Selbstgespräche Betroffenen bei diesem wichtigen und herausfordernden Schritt sehr helfen. Sowohl zur Vorbereitung auf eine neue herausfordernde Situation wie auch in einer Situation selbst, in der plötzlich Panik aufkommt. Wir empfehlen daher, dass Betroffene sich selbst positive, beruhigende Botschaften bereitlegen, die sie sich dann innerlich oder wenn es die Situation erlaubt auch gerne laut vorsagen können. Zum Beispiel können Sie sich selbst mit folgenden Sätzen ermutigen:

- »Ich werde diese Panikattacke überstehen.«
- »Ich habe schon früher Panikattacken überstanden, ich werde auch diese überstehen.«
- »Die Panik ist zwar herausfordernd, aber sie ist auch eine Chance, jetzt gerade zu lernen, mit ihr umzugehen, und dadurch Schritt für Schritt Freiheit wiederzuerlangen.«
- »Diese Panik ist nur eine Empfindung, die mein Gehirn als Bedrohung wahrnimmt. Ich bin größer als das. Ich *bin* kein Gefühl und auch kein Gedanke, ich *habe* Gefühle und Gedanken. Ich kann sie tragen und erleben, ohne ihnen ausgeliefert zu sein!«

6. Geduld bei der Umsetzung

Veränderungen brauchen Zeit und Geduld. Seien Sie nachsichtig mit sich selbst und erkennen Sie kleine Fortschritte an. Vergessen Sie dabei nicht, für Ihre Selbstfürsorge zu sorgen, indem Sie sich genügend Ruhepausen gönnen, gesunde Routinen pflegen und sich um Ihr körperliches und emotionales Wohlbefinden kümmern.

Stellen Sie sich vor, Sie stehen vor einem hohen Berg, den Sie überwinden möchten. Sie könnten versuchen, mit einem einzigen großen Sprung ans Ziel zu gelangen. Doch bedenken Sie, wie groß die Anstrengung und das Risiko wären. Stattdessen können Sie sich kleine, sichere Schritte vorstellen, die Sie nehmen. Jeder Schritt bringt Sie ein Stück näher an den Gipfel. Mit jedem kleinen Schritt gewinnen Sie an Vertrauen, Kraft und Ausdauer. Sie erklimmen den Berg beharrlich und bevor Sie es bemerken, befinden Sie sich auf dem Gipfel, von dem aus Sie einen atemberaubenden Ausblick genießen können. Kleine Schritte ermöglichen es Ihnen, das Ziel schneller und sicherer zu erreichen, während Sie unterwegs auch die Reise selbst erleben.

So werden Sie Schritt für Schritt an Selbstbewusstsein und Sicherheit gewinnen. Wenn Sie zu Beginn nur vermeintlich kleine Schritte schaffen, ist das nicht schlimm, nur die Richtung muss stimmen. Und sollten Sie einen kleinen Rückschlag erleiden oder vom Pfad abgekommen sein, ist das nicht schlimm. Von jeder vermeintlichen Position aus können Sie erneut einen neuen Schritt in Richtung Ziel (in dieser Metapher Berggipfel) machen.

7. Sich belohnen und kleine Erfolge feiern

Es ist wichtig, dass Sie sich bewusst dafür entscheiden, kleine Schritte auf Ihrem Weg zur Überwindung der Panik zu würdigen und *sich selbst zu belohnen.* Jedes Mal, wenn Sie sich einer Situation stellen, die Ihnen Angst bereitet hat, oder eine Vermeidungsstrategie überwinden, sollten Sie sich bewusst machen, dass Sie einen bedeutenden Schritt nach vorne gemacht haben. Erlauben Sie sich, diese kleinen Erfolge zu feiern und sich selbst zu würdigen. Dies kann so einfach sein wie ein Moment der Selbstreflexion, in dem Sie sich sagen: »Ich habe heute einen kleinen Schritt gemacht und ich bin stolz auf mich.« Zusätzlich können Sie sich auch kleine Belohnungen gönnen, die Ihnen Freude bereiten und Sie motiviert halten. Es kann ein entspannendes Bad sein, ein gutes Buch oder irgendetwas anderes, das Sie genießen. Erzählen Sie auch Ihren Angehörigen oder Freunden davon. Indem Sie sich für Ihre Fortschritte belohnen und kleine Erfolge feiern, stärken Sie Ihre Motivation, Ausdauer und Selbstvertrauen, um Ihren Weg zur Bewältigung der Panik weiterzugehen.

8. Sich gegenseitig helfen

Es kann äußerst hilfreich sein, sich gegenseitig zu unterstützen und zu motivieren, wenn man lebensverändernde Herausforderungen angehen will. Eine Möglichkeit, diese Unterstützung zu finden, besteht darin, einer *Selbsthilfegruppe* beizutreten, sei es online oder in Ihrer Umgebung. In einer solchen Gruppe können Sie Menschen treffen, die ähnliche Erfahrungen machen und verstehen, was Sie durchmachen. Sie können Erfahrungen austauschen, Informationen teilen und wertvolle Ratschläge geben. Das Gefühl, nicht allein zu sein und von anderen Menschen verstanden zu werden, kann sehr entlastend sein. In einer Selbsthilfegruppe haben Sie zudem die Möglichkeit, von den Erfolgen anderer zu lernen und sich von ihrer Stärke und ihrem Durchhaltevermögen inspirieren zu lassen. Indem Sie sich gegenseitig ermutigen und motivieren, können Sie eine unterstützende Gemeinschaft aufbauen, in der jeder Einzelne auf seinem Weg zur Bewältigung der Panikstörung unterstützt wird. Sich für eine Selbsthilfegruppe zu entscheiden, bedeutet also auch, aktiv an Ihrer eigenen Genesung teilzunehmen und sich für neue Wege der Unterstützung und des Wachstums zu öffnen. Wir haben in unseren klinischen Tätigkeiten sehr viel positives Feedback aus Selbsthilfegruppen erfahren, weshalb wir jedem Betroffenen eine solche Teilnahme unbedingt empfehlen möchten.

Etappe 3: Präventiv einen möglichst gesunden Lebensstil pflegen, um der Panik vorzubeugen und widerstandsfähiger zu sein

Um zu erklären, wie man präventiv gegen Panik aktiv werden kann, möchten wir zuerst erklären, dass jeder Mensch eine Art Grundanspannung hat, um daraufhin zu erläutern, was wir darunter verstehen können.

Die Grundanspannung bezieht sich auf die allgemeine körperliche und emotionale Spannung jedes Menschen. Hätten wir Menschen nicht in jedem Moment eine minimale Grundspannung, könnten Sie z. B. gerade nicht auf dem Stuhl oder Sofa verweilen, auf dem Sie vielleicht gerade sitzen. Sie könnten gerade auch nicht lesen oder die Informationen verarbeiten und integrieren, die Sie gerade vermeintlich aus diesen Zeilen ziehen. Auch wenn Sie sich also gerade sehr entspannt fühlen mögen, benötigen Sie eine gewisse Grundanspannung. Es braucht physiologisch, muskulär und mental zu jeder Zeit eine gewisse Menge an Anspannung, um die essentiellen physiologischen Prozesse aufrechterhalten, um gegen die Schwerkraft angehen und um sein Umfeld geistig sozusagen überwachen zu können. Diese Anspannung bezeichnen wir als Grundanspannung. Es ist wichtig, zu verstehen, dass *Grundspannung ein natürlicher Teil des menschlichen Funktionierens* ist. Sie ist jedoch zwischen Menschen und je nach Lebenssituation oder -umstand unterschiedlich stark. Je höher die Grundanspannung ist, desto schneller kommen wir auch in die Überanspannung, was sozusagen Panik darstellt. Bei Menschen mit Panikstörungen kann diese Grundanspannung chronisch und übermäßig ausgeprägt sein. Selbst in Situationen, die objektiv betrachtet nicht bedrohlich sind, können sie eine anhaltende Anspannung verspüren. Diese konstante körperliche und emotionale Spannung kann sehr belastend sein und zu weiteren Angstgefühlen und Panikattacken führen. Es ist wichtig, noch einmal anzumerken, dass die Grundanspannung von Mensch zu Mensch und je nach Kontext unterschiedlich sein kann. Einige spüren sie hauptsächlich im Körper, während andere sie stärker auf der emotionalen oder gedanklichen Ebene erleben. Unabhängig davon, wie sich die Grundanspannung für Sie äußert, ist es entscheidend, dass Sie sich ihrer Präsenz bewusst sind. Nur dann können nämlich aktiv und bewusst Möglichkeiten zur Reduzierung dieser sozusagen chronisch erhöhten Anspannung umgesetzt werden. Die Reduzierung der Grundanspannung erfordert eine ganzheitliche Herangehensweise, da sie sowohl körperliche als auch emotionale Aspekte umfasst. Einige Schritte können ganz aktiv und situativ in den Alltag eingebaut werden, andere Schritte sind eher grundsätzlicher und als Veränderungen des Lebensstils integrierbar. Im Folgenden sollen einige konkrete Schritte vorgestellt werden, die dabei helfen können, die *Grund-*

anspannung zu reduzieren und somit präventiv und langfristig gegen eine erhöhte Grundanspannung und somit auch gegen die Anfälligkeit für Panikattacken vorzugehen:

- *Entspannungstechniken praktizieren:* Die regelmäßige Anwendung von Entspannungstechniken wie tiefe Bauchatmung, Progressive Muskelentspannung, Meditation oder Yoga kann dazu beitragen, die körperliche Spannung zu reduzieren und Entspannung im Alltag zu fördern. Nehmen Sie sich wenn möglich Zeit für diese Übungen und üben Sie diese möglichst regelmäßig, um ihre Wirksamkeit zu maximieren.
- *Achtsamkeit in den Alltag einbauen:* Unser Gehirn verliert bei den vielen äußeren und inneren Reizen manchmal sozusagen den Überblick und neigt dann zur *Über*spannung, wie ein Gummiband, an dem von vielen Seiten gleichzeitig gezogen wird. Achtsamkeit, also die bewusste Lenkung der Aufmerksamkeit auf einen oder wenige Aspekte des gegenwärtigen Moments, kann dabei helfen, die Grundanspannung etwas zu lösen und sozusagen Druck aus dem Kessel zu nehmen. Praktizieren Sie daher wenn möglich Achtsamkeit, indem Sie sich für kurze Momente bewusst im gegenwärtigen Moment verankern und kurz Ihre Gedanken, Gefühle oder körperlichen Empfindungen ohne Bewertung beobachten. Dies kann zudem dabei helfen, sich von zukünftigen Sorgen und vergangenen Belastungen zu lösen und so zusätzlich zur Reduktion der Grundanspannung beizutragen. Regelmäßige Achtsamkeitsmeditation kann dabei zusätzlich unterstützen. Im Internet oder in kostenfreien Smartphone-Apps kann man viele sehr hilfreiche Achtsamkeitsübungen für den Alltag finden.
- *Körperliche Aktivität und Sport:* Regelmäßige körperliche Bewegung ist ein wirksames Mittel, um Stress abzubauen und die Grundanspannung zu reduzieren. Versuchen Sie, eine Form der Bewegung zu finden, die Ihnen Spaß macht. Sei es Spazierengehen, Joggen, eine Teamsportart, Schwimmen oder etwas anderes. Versuchen Sie, diese Form möglichst in Ihren Alltag einzubauen. So kann die Bewegung ggf. auch in den Arbeitsweg integriert werden, indem man (zumindest einen Teil) des Arbeitsweges zu Fuß oder mit dem Fahrrad zurücklegt.
- *Stressoren identifizieren:* Es ist wichtig, im Laufe der Zeit ein Bewusstsein dafür zu entwickeln, wo und wodurch man anfällig für Stress ist. Handelt es sich dabei eher um Deadlines bei der Arbeit, um die Angst vor negativer Bewertung, um die Sorge, den Bedürfnissen der Kinder nicht gerecht zu werden usw.? Die Identifizierung von Stressoren ermöglicht es dann, Strategien zum Stressmanagement umsetzen zu können, um so die Grundanspannung auch in herausfordernden Zeiten in einem gesunden Rahmen zu halten. Das kann beinhalten, Prioritäten zu setzen, realistische Ziele zu formulieren, Zeit für Selbstfürsorge und Erholung einzuplanen, gesunde Grenzen zu setzen, zu delegieren, um Unterstützung zu bitten und vieles mehr.
- *Einen möglichst gesunden Lebensstil pflegen:* Wir haben nur einen Körper und unser Kopf bzw. Gehirn ist unzertrennlich mit unserem Körper verbunden. Ist unser Körper also gestresst oder geschwächt, so beeinflusst und stresst dies unser Gehirn automatisch auch. Unsere Psyche gehört zum selben Körper, folglich ist ein gesunder Körper ebenso wichtig für eine gesunde Psyche wie umgekehrt. Bei Panik

ist das umso bedeutender, weil meist körperliche Symptome/Empfindungen Panikattacken auslösen. Ist der Körper also geschwächt oder gestresst, kann das das Auftreten von Panikattacken bedeutsam begünstigen. Entsprechend ist es von sehr großer Bedeutung, einen guten und freundlichen Umgang mit dem eigenen Körper zu pflegen. Eine gesunde und ausgewogene Ernährung spielt dabei eine zentrale Rolle. Es gibt nämlich sozusagen nicht viel Invasiveres für unseren Körper als das, was wir tagtäglich essen und ins Innere unseren Körpers befördern. Ausreichend Schlaf, genügend Erholungsphasen, befriedigende und ausreichend soziale Kontakte sowie Intimität und Sexualität sind ebenfalls wichtige Bausteine im Kontext eines gesunden Lebensstils. Alkohol, Nikotin, Drogen und Koffein sind hingegen nicht nur Stressoren für unseren Körper, sondern sie können die Grundanspannung zudem auch kurzfristig verstärken, weshalb es ratsam ist, ihren Konsum zu begrenzen.

- *Selbstfürsorge pflegen:* Hier knüpfen wir an alles an, was bereits zuvor erwähnt wurde. Um der (normalen und z. T. auch notwendigen Alltags-)Anspannung auch genügend Entspannung im Alltag entgegenzusetzen, ist es wichtig, sich regelmäßig Zeit für Aktivitäten, die Freude bereiten und entspannen, sei es Lesen, Musikhören, ein Bad usw., einzuplanen und möglichst viel Zeit mit geliebten Menschen zu verbringen.

All diese Schritte sind allgemeine Empfehlungen. Keinesfalls müssen alle Schritte umgesetzt werden. Allgemein ist es einfach wichtig, ein Bewusstsein dafür zu entwickeln und für sich selbst herauszufinden, welche Strategien am besten zu einem passen. Dabei kann man jeden einzelnen Schritt nach und nach ausprobieren und herausfinden, welcher Schritt für einen persönlich funktioniert und gut in den Alltag passt. Es ist allerdings wichtig, geduldig zu bleiben, denn die Reduzierung der Grundanspannung ist ein fortlaufender Prozess.

Eine Person in meinem Umfeld ist von Panik betroffen, wie kann ich ihr helfen?

Angehörige können im Umgang mit Panik eine große Rolle spielen. Auf der einen Seite können sie Betroffenen helfen, besser damit umzugehen, auf der anderen Seite können sie Ängste und Panik aber auch verstärken. Darüber hinaus sollten sie auch in die fachspezifische Therapie eingebunden werden. Hierüber besteht eindeutiger Expertenkonsens, der in der Leitlinie zur Behandlung von Angststörungen an mehreren Stellen explizit hervorgehoben wurde (Bandelow et al. 2021).

Angehörige und Freunde können eine wichtige Rolle bei der Unterstützung von Menschen mit Panikattacken spielen. Wenn sie Ängste und Panik bagatellisieren oder stigmatisieren, können sie dazu beitragen, dass Betroffene sich nicht ernst genommen fühlen, wodurch das Leid der Betroffenen verstärkt werden kann.

4 Wie erfolgt die Behandlung von Panik und Panikstörungen?

Gleichermaßen kann das Herunterspielen des Erlebens von Betroffenen dazu führen, dass sie eine notwendige Behandlung nicht oder erst viel später aufsuchen. Ein weiterer negativer Effekt, der von Angehörigen und Freunden ausgehen kann, entsteht, wenn sie Betroffene – oft auch unbemerkt – bei den Versuchen der Kontrolle oder der Vermeidung von Panik unterstützen. Kurzfristig entlastet das zwar, langfristig nimmt die Autonomie und Funktionsfähigkeit aber immer mehr ab und Betroffene werden immer abhängiger und ihr Freiraum immer kleiner.

Meist ist es aber eine große Chance, Angehörige an seiner Seite zu haben. Wenn diese die Symptome und die Prozesse der Panik verstehen, wirken sie meist sehr positiv auf Betroffene ein. Sie können zwar nicht bei der Vermeidung oder der Kontrolle der Panik helfen, aber bei der erneuten (Rück-)Gewinnung von Vertrauen und Freiräumen.

Da Sie gerade dieses Kapitel lesen, scheint es wahrscheinlich, dass Sie selbst Angehöriger oder Freund einer betroffenen Person sind. Zuerst möchten wir uns stellvertretend für alle Kollegen und alle Betroffenen bei Ihnen für Ihr Interesse und Ihr Engagement bedanken. Sie machen sich Gedanken, wie Sie helfen können, und suchen nach dem bestmöglichen Weg. Das ist kein Selbstverständnis und verdient Dankbarkeit und Anerkennung!

Bevor wir nun aber mit konkreten Tipps im Umgang mit den Betroffenen beginnen, ist es uns wichtig, vorweg noch auf etwas hinzuweisen: Die Panikstörung ist – leider nicht selten – auch für Angehörige und Freunde sehr belastend. Sie kann auch die (Bewegungs-)Freiheit von Angehörigen mit einschränken und es werden möglicherweise auch viele Routinen in der Familie oder in sozialen Beziehungen durch die Erkrankung verändert. Es ist auch wichtig zu beachten, dass Angehörige und Freunde keine professionellen Therapeuten sind und auf ihre eigenen Bedürfnisse und Grenzen achten sollten. Wenn Sie sich überfordert fühlen oder Schwierigkeiten haben, Ihrem nahestehenden Menschen zu helfen, sollten Sie sich nicht scheuen, selbst Unterstützung zu suchen und möglicherweise selbst professionelle Hilfe in Anspruch zu nehmen. Sollten Sie also merken, dass auch Sie (anfangen), unter der Panikstörung Ihres Freundes oder Angehörigen zu leiden, durch sie belastet und beeinträchtigt sind, dann erlauben Sie sich, sich selbst Hilfe zu suchen. Es besteht ein breiter Konsens unter Experten darüber, dass Angehörige und das gesamte soziale Netzwerk oft sehr mitleiden, dass auch Angehörigen ein Angebot, meist in Form einer Angehörigengruppe, aber auch selbst bei eigenen Therapeuten gemacht werden sollte. Im Internet findet man leicht Angebote für Angehörigengruppen in der Nähe, die mittlerweile mehr oder weniger flächendeckend zu finden sind.

Im Folgenden möchten wir Ihnen nun Tipps mit an die Hand geben, wie Sie der betroffenen Person in Ihrem Umfeld helfen können:

- Zeigen Sie möglichst *Verständnis, Empathie und Mitgefühl:* Es ist wichtig, dass Sie als Angehöriger oder Freund Verständnis, Empathie und Mitgefühl für die Erfahrungen und Gefühle der betroffenen Person zeigen. Sie sollten sich bemühen, nicht zu urteilen oder zu kritisieren und stattdessen offen und unterstützend zu sein. Vergessen Sie nicht: Eine Person, die Panik und Angst erlebt, ist in Not! Sie ist in solch emotional intensiven Momenten selten empfänglich für rationale

Argumente und Fakten. Versuchen Sie eher, mit Ruhe und Mitgefühl Sicherheit zu schaffen und hinter den Symptomen und der Panik den Menschen zu sehen, der Ihnen nahesteht.

- Lernen, wie man eine *Panikattacke erkennt:* Wenn Angehörige und Freunde wissen, wie man eine Panikattacke erkennt, sind sie auch in der Lage, ihrem nahestehenden Menschen bei Bedarf Unterstützung zu bieten. Wenn Sie zum Beispiel wissen, welche Trigger oder Auslöser für Panikattacken bei Ihrem nahestehenden Menschen vorliegen, wissen Sie genau, wann Sie sich hilfreich einbringen können. Wir schlagen dabei immer Folgendes vor: Sprechen Sie einerseits mit dem Betroffenen selbst (in einem ruhigen Moment) und informieren Sie sich darüber hinaus selbst ein wenig darüber, was eine Panik ist und was in dem Moment der Panik passiert (siehe beispielsweise auch die vorherigen Kapitel dieses Buches).
- *Ermutigung zur professionellen Hilfe:* Angehörige und Freunde können ihren nahestehenden Menschen dazu ermutigen, professionelle Hilfe in Anspruch zu nehmen. Sie können ihm helfen, einen Termin bei einem Therapeuten oder Psychiater zu vereinbaren und ihn gegebenenfalls bei der Suche nach einer geeigneten Behandlung unterstützen. Wenn Betroffene selbst nicht zu einem Therapeuten gehen möchten, dann können Angehörige den Betroffenen explizit darum bitten, für sie (sozusagen für die Sorgen des Angehörigen) und vielleicht auch nur wenige Male mal in Therapie zu gehen oder sie können den Betroffenen begleiten. In sehr festgefahrenen Situationen, in denen Betroffene sich vehement weigern und Angehörige sich daher hilflos an uns gewendet haben, empfehlen wir hin und wieder auch den Angehörigen direkt, regelmäßig zu einer Fachperson zu gehen, um zum einen konkret Hilfe dabei zu erhalten, wie man mit der verfahrenen Situation umgehen kann, und zum anderen, um zu lernen, wie man den Betroffenen dazu ermutigen kann, doch eine fachspezifische Behandlung aufzusuchen.
- *Unterstützung im Alltag:* Angehörige und Freunde können im Alltag helfen, indem sie ihm bei Bedarf Unterstützung anbieten. Sie können ihm helfen, sich zu entspannen und Dinge zu tun, die ihm Freude bereiten, wie z. B. Spazierengehen oder sich mit Freunden treffen, oder sonstige praktische Unterstützungen: z. B. bei der Kinderbetreuung oder bei der Erledigung von Einkäufen, um den Stress zu reduzieren und ihn zu entlasten.
- Dabei helfen, *Vermeidungsverhalten abzubauen*, statt Vermeidungsverhalten durch Trost zu verstärken: Wie Sie aus der Lektüre der vorhergehenden Kapitel sicher entnommen haben, ist das Vermeidungs- und Kontrollverhalten der eigentliche Verstärker der Panikstörung. Je mehr die Betroffenen die Panik vermeiden, umso mehr dehnt sie sich aus. Daher sollten Angehörige darauf achten, nicht bei der Vermeidung selbst, sondern beim Abbau dieser zu helfen. Versuchen Sie, mit Geduld und Mitgefühl und in kleinen Schritten gemeinsam mit dem Betroffenen zu überlegen, welche Hilfestellungen Sie bieten können, um es dem Betroffenen etwas einfacher zu machen und sich der Panik zu stellen.
- Eine Therapie ist für Betroffene meist nicht einfach und eine große Herausforderung, die viel Bereitschaft benötigt. Machen Sie *Hoffnung* und bleiben Sie *positiv*. So helfen Sie dabei, dass der Betroffene die Therapie weiterhin durchführt

und nicht aufgibt. Helfen Sie dabei, die Psychotherapie mit Mut und Engagement zu besuchen, und seien Sie eine Erinnerungshilfe bei der Medikamenteneinnahme.
- Für (schwer) Betroffene dreht sich das Leben nicht selten irgendwann nur noch um die Panik (und die Angst davor). Indem Sie schöne Beziehungsmomente entstehen lassen, in denen Sie den Betroffenen als den Menschen begegnen, den Sie schätzen, zeigen Sie ihm, dass es mehr im Leben gibt als nur die Panik.

Ich bin Arzt – was muss ich beachten und wie kann ich helfen?

- Betroffene von Panikattacken sollten ernst genommen werden und es sollte eine spezifische und ausführliche Diagnostik durchgeführt werden.
- Patienten mit einer Panikstörung sollte eine Psychotherapie (Kognitive Verhaltenstherapie) oder eine Pharmakotherapie (mit Selektiven Serotonin-Wiederaufnahmehemmern/SSRI oder Serotonin-Noradrenalin-Wiederaufnahmehemmern/SNRI) angeboten werden. Dabei sollte die Präferenz des informierten Patienten berücksichtigt werden.
- In Fällen, in denen sich beide Therapieformen einzeln als nicht ausreichend zeigen, sollte eine Kombination angeboten werden.
- Ergänzend zu diesen Standardtherapien können Sport in Form von Ausdauertraining sowie Selbsthilfe- und Angehörigengruppen empfohlen werden.

Die im Jahr 2021 veröffentlichten überarbeiteten Leitlinien unterstreichen explizit, dass Angststörungen »in der Primärversorgung häufig nicht erkannt bzw. selbst bei korrekter Diagnose nicht adäquat behandelt« werden und oft »ein langer Zeitraum bis zur Diagnosestellung und zum Beginn einer fachgerechten Behandlung« vergeht (Bandelow 2021, S. 50). Wir möchten daher an dieser Stelle auch noch einmal auf das Unterkapitel der Diagnostik verweisen.

Als Arzt in der Grundversorgung wie auch in der Fachmedizin haben Sie häufig mit Panik zu tun. Patienten kommen in die Praxis oder in die Notaufnahme, da sie ein körperlich schwerwiegendes Problem haben, das vor der ersten (gründlichen) diagnostischen Abklärung praktisch nie mit der Psyche in Zusammenhang zu stehen scheint.

Die somatischen Beschwerden, die akut und »aus heiterem Himmel auftreten«, sind dramatisch und werden manchmal, wie schon beschrieben, von Todesangst und anderen schweren Angst-Symptomen begleitet und führen die Betroffenen meist schnell zum Notfallarzt oder nach wiederholten Attacken auch zum Hausarzt zur weiteren Abklärung und Therapie.

Der Patient in der Notfallsituation ist meist jung, beschreibt eine große Angst und ist wegen der Beschwerden aufgeregt. Ansonsten wirkt er jedoch gesund und ohne somatische schwere Begleiterkrankungen. Es gibt darüber hinaus keine Anhaltspunkte für einen chronischen Alkohol- und Drogenkonsum. Da eine Panikattacke zwar plötzlich beginnt, aber nach einigen Minuten (meist nach ca. 30 Minuten) auch wieder vollständig abklingt, werden meist nur noch die Symptome und Beschwerden während des Anfalls geschildert.

Wie zeigt sich eine Panikstörung?

An Symptomen werden Herzklopfen und Herzrasen, meist Tachykardien von > 100 Schlägen pro Minute, beschrieben sowie Schweißausbruch und Zittern. Diese vegetativen Symptome stehen meist im Zentrum der Symptome. Dazu kommen unspezifische Atem-, Brust- und/oder Bauchschmerzen. Manchmal werden auch Übelkeit und Muskelverspannungen beschrieben. Psychische Symptome sind Nervosität, innere Unruhe, Reizbarkeit sowie ein Gefühl drohender Ohnmacht. In schweren Fällen werden auch Derealisation und Depersonalisation geschildert.

Ein Sonderfall ist das Auftreten von einem Kribbeln (Parästhesien) an den Händen und Lippen sowie ein ausgeprägtes Schwindelgefühl. In diesem Fall kann die respiratorische Alkalose, ausgelöst durch ein nervöses Atmungssyndrom, zu gesteigerter neuromuskulärer Erregbarkeit und zur Pfötchenstellung der Hände sowie zur Plantarflexion der Füße führen. Dieses Syndrom wird als akute Hyperventilation bezeichnet. In den seltenen Fällen, in denen Beruhigung und eine medikamentöse Sedation (z. B. mit Benzodiazepinen) nicht ausreichend wirksam ist, kann durch Rückatmung in einen Plastikbeutel (zur Anreicherung der Kohlensäure) der Zustand der Hyperventilation behoben werden.

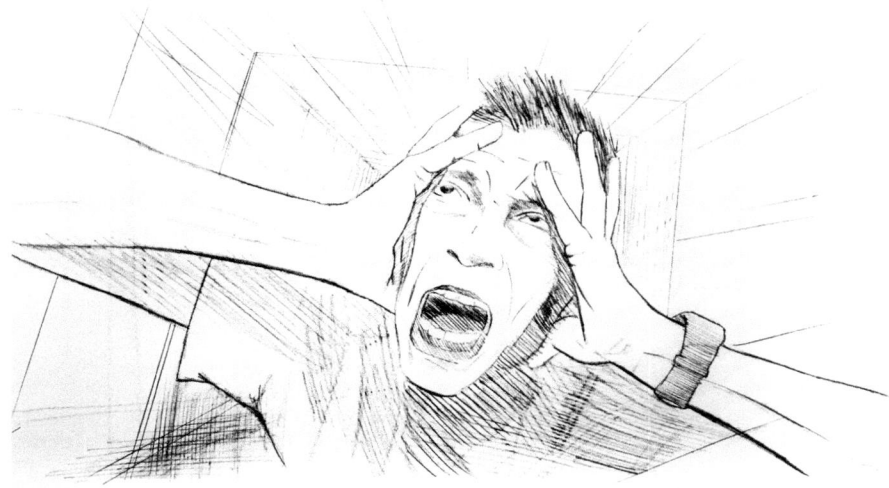

Wie ist das weitere diagnostische Vorgehen?

Die Diagnostik der Panikstörung ist eine *Ausschlussdiagnostik*, weil Angst-Symptome bei vielen somatischen Erkrankungen vorkommen. Als erster Schritt ist eine gründliche körperliche Untersuchung des Patienten vorzunehmen. Rasch sollten sich eine Laboruntersuchung und ein EKG als weitere Diagnostik anschließen.

In ▶ Tab. 7.1 sind die wichtigsten Erkrankungen und ihre entsprechende Diagnostik zusammengestellt. Um eine Panikstörung diagnostizieren zu können, sollten Laborwerte, MRI, EKG und EEG unauffällig sein.

Tab. 7.1: Angst-Symptome bei somatischen Erkrankungen (nach klinischer Häufigkeit)

Ursachen		Merkmale
Kardiovaskuläre Ursachen	Herzinfarkt	Koronare Herzkrankheit (KHK) bekannt, Zyanose, Kaltschweißigkeit; *Diagnostik:* EKG, Labor (CK, CK-MB, LDH, Troponin), Koronarangiografie
	Herzinsuffizienz	Herzinsuffizienz bekannt; Zyanose, Kaltschweißigkeit, Venenstauungszeichen (Linksherzinsuffizienz), Lungenstauung (Rechtsherzinsuffizienz); *Diagnostik:* Echokardiografie
Pulmonale Ursachen	Chronisch obstruktive Lungenerkrankung (COPD)	COPD bekannt; *Diagnostik:* Giemen und Brummen in der Auskultation, Lungenfunktionstest
Endokrine Ursachen	Hypoglykämie	Diabetes bekannt; vegetative Symptomatik, neurologische Ausfälle; *Diagnostik:* Blutzucker
	Hyperthyreose	Schilddrüsenerkrankung bekannt; Tachykardie, Exophthalmus, Struma, Gewichtsabnahme trotz Hungergefühl, Schweißausbrüche; *Diagnostik:* TSH, T3, T4
Neurologische Ursachen	Enzephalitis	Infektionen; Kopfschmerzen, Bewusstseinsstörungen, Herdbefunde, Orientierungsstörungen, Fieber; *Diagnostik:* Blutbild, Liquorpunktion, EEG, MRI
	Tumor	Häufig Persönlichkeitsveränderungen, Kopfschmerzen, Übelkeit, Schwindel, Herdbefunde, Orientierungsstörungen; *Diagnostik:* Blutbild, MRI, Liquorpunktion
	Epilepsie	Vorbehandlung Epilepsie, Schädel-Hirn-Trauma; Bewusstseins- und Wahrnehmungsstörungen, teilweise Desorientiertheit; *Diagnostik:* EEG

Wurde eine somatische Ursache ausgeschlossen, kann sich der Arzt ganz auf die Abklärung der psychischen Angst-Symptomatik konzentrieren. Hier ist eine gute *psychopathologische Befunderhebung* entscheidend, um durch die Einschätzung der Bewusstseinslage, der Orientierung, der Kognition, der Wahrnehmung, des Denkens, des Antriebes und der Stimmungslage die Angst-Symptome einer psychiatrischen Erkrankung besser zuordnen zu können.

Wie bei der Intoxikation ist die *Durchführung von Alkohol- und Drogentests* wie auch die *Drogenanamnese* wichtig.

Durch die Anamnese und den *psychopathologischen Befund* kann eine Verdachtsdiagnose gestellt werden. Je nach Verdachtsdiagnose ändert sich die entsprechende Medikation. Schwere Angstzustände, die wie Panikattacken aussehen, können bei praktisch allen schweren psychiatrischen Störungsbildern auftreten.

In ▶ Tab. 7.2 sind die Angst-Symptome und ihre unterschiedliche medikamentöse Behandlung aufgeführt.

Tab. 7.2: Angst-Symptome, Verdachtsdiagnosen und Behandlung

Psychopathologie	Angst-Symptome	Verdachtsdiagnosen	Notfallbehandlung
Störungen des (qualitativen) Bewusstseins	Verwirrtheit und Ängste	Delir	Mögliche somatische Ursache behandeln, evtl. Antipsychotika
Störungen der Orientierung und des Gedächtnisses	Gereiztheit und Ängste	Demenz	Evtl. Antipsychotika, evtl. Benzodiazepine
Störungen des Denkens und Halluzinationen	Psychotische Ängste	Psychotische Erkrankungen, drogeninduzierte Psychose	Antipsychotika, evtl. Benzodiazepine
Derealisation und Depersonalisation	Ängste	Panik- und Angststörungen	Evtl. Benzodiazepine
Impulsivität, Wut, Selbstverletzungen	Aggression und Ängste	Borderline-Persönlichkeitsstörung	Sedierende Antipsychotika in Reserve
Depressive Stimmungslage	Depressive Ängste	Depressive Störung	Antidepressiva, evtl. Benzodiazepine

Betroffene einer *Panikstörung* sprechen in der Regel gut auf Antidepressiva an, weswegen in den Leitlinien empfohlen wird, zusätzlich zu einer Psychotherapie und unter Berücksichtigung der Präferenz des informierten Patienten eine antidepressive Medikation anzubieten (SSRI: Citalopram, Escitalopram, Paroxetin oder Sertralin; SNRI: Venlafaxin). Bei mangelnder Verträglichkeit oder Wirksamkeit kann auch das trizyklische Antidepressivum Clomipramin angeboten werden (Bandelow et al. 2021). Zu bedenken ist hierbei, dass der anxiolytische Effekt der Antidepressiva erst mit einer Latenz von 2–4 Wochen einsetzt. Hier können, wenn eine starke innere Unruhe im Vordergrund steht, zusätzlich Benzodiazepine gegeben werden.

Die Medikation sollte aber auf die ersten Wochen beschränkt bleiben, um dem Risiko der Benzodiazepinabhängigkeit entgegenzuwirken.

Bei der Behandlung der *ängstlichen Depression* werden pharmakologisch Antidepressiva als Standardtherapie eingesetzt (z. B. Escitalopram, Duloxetin, Venlafaxin). Erregungszustände und begleitende Angst-Symptome werden zusätzlich am besten mit Benzodiazepinen behandelt, z. B. mit Lorazepam (1–2,5 mg als Einzeldosis). Benzodiazepine stellen einen wichtigen Therapiebestandteil in der Behandlung von agitiert-ängstlicher Symptomatik bei depressiven Patienten dar.

Liegen *psychotische Ängste* vor, werden bei Angst mit Erregungszustand vorrangig Antipsychotika gegeben (z. B. Olanzapin 10–20 mg als Einzeldosis). Das gilt für die psychotischen Erkrankungen im engeren Sinne (z. B. Schizophrenie) sowie bei Komplikationen bei der Intoxikation wie auch beim Entzug psychotroper Substanzen.

Die *Intoxikationen* gehen nach Abbau der Substanz und bei vorliegender körperlicher Abhängigkeit in der Regel in ein Entzugssyndrom über, welches eine adäquate Entzugsbehandlung erfordert. Nach abgeschlossener Entzugsbehandlung schließt sich die Rückfallprophylaxe oder die Substitution an (Soyka et al. 2019).

Wie ist die therapeutische Haltung bei der Panikstörung?

Bei Panikattacken und schweren Ängsten ist eine *ruhige und deeskalierende Haltung* zunächst die wichtigste aller Maßnahmen. In der Kommunikation mit dem Patienten geht es besonders darum, durch Empathie und Fachkompetenz Ängste zu mindern.

> Es ist entscheidend, dem Patienten in seinen Beschreibungen von Sorgen und Beschwerden zuzuhören, statt direkt Medikamente und Prozedere vorzuschlagen, weil sich so jeder Patient mit Ängsten nicht ernst genommen fühlen könnte und sich dadurch die Angst-Symptomatik weiter steigern könnte.

An dieser Stelle ist der aus der psychoanalytischen Theorie entnommene Begriff »Holding« (Winnicott) sehr wertvoll, um die therapeutische Haltung zu charakterisieren (Walter und Lang 2022).

Angstpatienten sind auf einen guten Behandlungsplan angewiesen. Erläutern Sie daher bei einer Panikstörung als nächstes die weiteren Schritte, die alle dazu dienen, dass die Ängste auf Dauer weniger werden. Erklären Sie in Ruhe die vorhandenen Therapiemöglichkeiten.

> Sollte die Panikstörung nicht chronisch sein und nicht zu weiteren psychischen oder sozialen Problemen geführt haben, ist eine ambulante Psychotherapie die Therapie der Wahl.

Ist eine dauerhafte medikamentöse Behandlung der Panikstörung zusätzlich sinnvoll?

Diese Frage können wir klar beantworten: Ja, Patienten mit einer Panikstörung sollte entsprechend der S3-Leitlinie eine pharmakologische Behandlung mit Antidepressiva (SSRI und SNRI) wie Citalopram (20–40 mg/Tag), Escitalopram (10–20 mg/Tag), Paroxetin (20–50 mg/Tag), Sertralin (50–200 mg/Tag) oder Venlafaxin (75–225 mg/Tag) angeboten werden (Bandelow et al. 2021). Der Einsatz von Venlafaxin ist vermutlich eher für eine schwer ausgeprägte Panikstörung indiziert, da insbesondere die Nebenwirkungen bei diesem Präparat höher eingeschätzt werden. Benzodiazepine sind wegen der Gefahr der Abhängigkeit nur für den kurzfristigen Einsatz geeignet (s. o.). Auch Metaanalysen zeigen eine Überlegenheit von SSRI (z. B. Sertralin) und SNRI (z. B. Venlafaxin) gegenüber Placebo in der Behandlung der Panikstörung, wenn auch nur mit durchschnittlich geringen Effektstärken (Szuhany und Simon 2022).

Nach Eintreten einer Remission mit der Erhaltungsdosis des Antidepressivums sollte die Pharmakotherapie wenn möglich noch 6–12 Monate fortgesetzt werden. Die Medikation sollte vor dem Absetzen langsam ausgeschlichen werden, um Absetzphänomene zu verhindern.

Gerade bei einer längerfristigen Pharmakotherapie ist die Einstellung der Patienten gegenüber Medikamenten und ihren Nebenwirkungen sowie gegenüber einer regelmäßigen Psychotherapie zu berücksichtigen und in den Behandlungsplan einzubeziehen.

Ich bin Psychotherapeut – wie sollte eine Psychotherapie für Menschen mit anhaltender und/oder wiederkehrender Panik gestaltet werden?

Wir freuen uns, dass Sie sich als Psychologischer oder Ärztlicher Psychotherapeut den Patienten, die unter einer Panikstörung leiden, annehmen. Es hält sich leider auch in der Fachwelt hartnäckig der Glaube, dass es sich bei einer Panikstörung um eine eher leichte Erkrankung handelt, die nur zu mäßigem Leiden führt. In unserem klinischen Alltag müssen wir hingegen immer wieder die Erfahrung machen, dass Menschen mit Panikstörungen nicht ernst genommen werden, nicht die richtige Therapie erhalten oder in dem Ausmaß ihres Leidens und der Beeinträchtigung nicht ausreichend gesehen werden. Nicht selten können Betroffene von Panikstörungen ihr häusliches Umfeld nur noch unter starker Anstrengung und mit vielen Kontrollstrategien verlassen und tauchen immer wieder im Notfall oder mit akuten Beschwerden in der hausärztlichen Praxis auf. Das Dramatische an der Panikstörung ist ja, dass die Panik jederzeit und wie aus heiterem Himmel auftreten kann. Entsprechend können Betroffene sie nur sehr schwer kontrollieren oder vermeiden,

4 Wie erfolgt die Behandlung von Panik und Panikstörungen?

weswegen das generelle Vermeidungsverhalten, das mit der Panik einhergeht, meistens sehr vielschichtig und ausgeprägt ist. Entsprechend groß ist auch die Beeinträchtigung in allen Lebensbereichen. Dabei lässt sich die Panikstörung psychotherapeutisch nachgewiesenermaßen sehr gut behandeln. Im nachfolgenden Kasten haben wir in Anlehnung an die geltenden deutschsprachigen Behandlungsleitlinien die wichtigsten Aspekte, die in einer Psychotherapie berücksichtigt werden sollten, zusammengefasst. Dabei stehen gute und evidenzbasierte Vorgehensweisen zur Verfügung. Diese sollten angewandt werden, jedoch nicht auf rigide Art und Weise, sondern jeweils angepasst an die Patienten, deren Vorwissen, deren Umfeld, deren Symptomschwere wie auch deren individuellen Bedürfnisse.

- Patienten mit einer Panikstörung sollte eine Psychotherapie oder eine Pharmakotherapie (SSRI oder SNRI) angeboten werden. Dabei sollte die Präferenz des informierten Patienten berücksichtigt werden.
- Es sollte eine Kognitive Verhaltenstherapie (KVT) angeboten werden. Wenn sich die KVT als nicht wirksam erwiesen hat oder nicht verfügbar ist, sollte eine Psychodynamische Psychotherapie angeboten werden.
- Die KVT und die Psychodynamischen Psychotherapie sollten sich an empirisch fundierten Behandlungsprotokollen/Manualen orientieren.
- Patienten mit einer Panikstörung/Agoraphobie sollten Expositionstherapien angeboten werden. Es müssen somit Konfrontationen mit Angst-auslösenden Situationen in die Therapien eingebaut werden.
- Patienten sollten Expositionstherapien in Begleitung eines Therapeuten angeboten werden, d. h. der Therapeut sollte die Exposition nicht nur in der Therapiesitzung durchsprechen, sondern wenn möglich dabei anwesend sein.
- KVT-basierte Internetinterventionen sollten nicht als alleinige Behandlungsmaßnahmen angeboten werden. Sie können hingegen als Anleitung zur Selbsthilfe zusätzlich oder überbrückend bis zum Therapiebeginn eingesetzt werden.

Wir werden nun nach und nach erläutern, welche Inhalte in der Psychotherapie enthalten sein sollten und wie diese umgesetzt werden sollten. Immer wieder werden wir dabei auf bereits zuvor Beschriebenes verweisen. Wir möchten die psychotherapeutische Behandlung der Panik ganz bewusst nicht als rigides Manual darstellen, in denen Therapeuten einfach Schritt für Schritt gewisse Etappen abarbeiten. Therapeuten müssen sich ihren Patienten anpassen und die therapeutischen Interventionen im Sinne von mehr Lebensqualität, mehr Verhaltensflexibilisierung und weniger Vermeidungsverhalten individuell an den Bedürfnissen und Gegebenheiten ihrer Patienten ausrichten. Entsprechend wollen wir Sie dazu einladen, die folgenden Unterkapitel als eine Art Baukasten zu sehen. Hören Sie Ihren Patienten zu und überlegen Sie anschließend, welche dieser Inhalte für die Patienten wichtig und in der gegebenen Situation hilfreich sein könnten. Handeln Sie nicht einfach die im Folgenden beschriebenen Interventionen nacheinander ab, sondern schauen Sie, wo Ihr Patient gerade steht, womit Sie ihn erreichen können, was er gerade braucht und womit jetzt gerade Entlastung geschaffen werden kann. Manche Patienten wünschen zuerst Erklärungen, wohingegen andere um klarere Handlungsanweisungen bitten. Einige von ihnen haben viel Vorwissen, andere benötigen erst einmal ein verständliches Erklärungsmodell für ihre Erkrankung als Basis für alle weiteren therapeutischen Interventionen und Notwendigkeiten.

Beginnen möchten wir zunächst mit einem Unterkapitel, in dem wir schildern, was all unsere Patienten gemeinsam von uns erwarten dürfen, bevor wir dann auf die konkreten therapeutischen Schritte eingehen werden.

Was Patienten von Psychotherapeuten erwarten dürfen

Unabhängig davon, welche Form der Psychotherapie wir unseren Patienten anbieten, sollten wir Folgendes beachten: Zu Beginn steht eine *vertrauensvolle Beziehung*, in der wir unsere Patienten ermutigen, Hoffnung schaffen und unser Vorgehen flexibel an die Bedürfnisse der Patienten anpassen.

Anschließend dürfen alle Betroffenen erwarten, dass man ihnen ein *individuelles Krankheitsverständnis* an die Hand gibt. Das bedeutet, sie müssen verstehen können, wie es in ihrem konkreten Fall zur Entwicklung einer Panikstörung gekommen ist und welche individuellen, aber auch externen Faktoren zur Entstehung und Aufrechterhaltung ihrer Erkrankung von Bedeutung sind. Haben sie erst einmal verstanden, welche Faktoren zur Entwicklung ihrer Erkrankung beigetragen haben und welche Aspekte für die Aufrechterhaltung verantwortlich sind, können wir darauf aufbauend das Therapierational erläutern und *gemeinsam* die Ziele der Therapie festlegen. Hierbei empfehlen wir, von Beginn an so explizit wie möglich gemeinsam darüber zu entscheiden, worin das Ziel besteht und wie es erreicht werden soll. Je konkreter, realistischer und zeitlich terminierter diese Ziele sind, umso eher können Missverständnisse und Irritationen im späteren Verlauf der Therapie vorgebeugt werden. In diesem Kontext ist ebenso von großer Bedeutung, dass Patienten gleich zu Beginn über eine *fachspezifische Prognose* aufgeklärt werden (Behandelbarkeit der Erkrankung, Dauer der Therapie, Meilensteine in der Therapie, Vorgehen bei Nichterreichen der Therapieziele). Im Rahmen der zuvor beschriebenen Entwicklung eines persönlichen Störungsmodells ist zudem noch auf Selbstvorwürfe zu achten. Patienten sollten bereits früh anhand dieses individuellen Störungsmodells erkennen, dass nicht sie schuld sind oder versagt haben, sondern dass viele unterschiedliche Faktoren zusammengekommen sind, um sie so von ihren möglichen Schuldgefühlen zu entlasten.

Im Folgenden werden wir nun auf einzelne psychotherapeutische Interventionen eingehen. Diese Interventionen ordnen wir groben Kategorien zu. Dies soll dabei helfen, zu erkennen, wann die Interventionen im therapeutischen Prozess stattfinden können bzw. sollten. Unserer Erfahrung nach sind alle Kategorien für die Therapie von Bedeutung. Welche Intervention bei welchem Patienten angewendet wird bzw. wie intensiv und wie viel Zeit dies jeweils benötigt, ist dabei von Patient zu Patient unterschiedlich. Wir wollen an dieser Stelle auch keine Einteilung zwischen Psychotherapieschulen vornehmen. Es geht vielmehr darum, dass gewisse Veränderungsprozesse angestoßen werden, die für die Behandlung der Panikstörung relevant sind. Diese können in die Behandlung nach allen Psychotherapieschulen eingebettet werden. Nachfolgend führen wir Interventionen auf, deren Effektivität in evidenzbasierten Programmen untersucht und nachgewiesen wurde.

1. Schritt: Informationen über die Erkrankung vermitteln und gemeinsame Ziele formulieren

Psychotherapie zielt darauf ab, das (kognitive und physische) Verhalten so zu verändern, dass es zu weniger menschlichen Leiden führt. Damit der Mensch entsprechend sein Verhalten im Verlauf des psychotherapeutischen Prozesses anpassen kann, muss er verstehen und erkennen, was sein eigenes Verhalten mit der Auslösung bzw. der Aufrechterhaltung seiner Erkrankung zu tun hat. Patienten kommen meist bereits mit einer bestehenden Idee bzw. einem bestehenden Konzept über ihre eigene Erkrankung in Behandlung. Ein unvollständiges oder unrealistisches Konzept über die eigene Erkrankung, sollte es nicht bereits früh in der Therapie korrigiert werden, kann im Verlauf dazu führen, dass Patienten die von uns vorgeschlagenen Verhaltensveränderungen nicht umsetzen oder diesen eher zurückhaltend oder sogar misstrauisch gegenüberstehen. Aus verhaltenswissenschaftlicher Perspektive macht dies ja auch Sinn. Von Natur aus führt der Mensch nur jenes Verhalten aus, das in seinem gegenwärtigen Kontext funktional ist. Entsprechend ist es sozusagen das A und O in der ersten Phase der Psychotherapie, unseren Patienten ein realistisches und komplettes sowie für sie verständliches Konzept über ihre Erkrankung zu vermitteln. Entwickeln sie nämlich kein tiefgreifendes Verständnis für die psychopathologischen Prozesse, die in ihnen stattfinden, so ist es unwahrscheinlich, dass sie zu einem späteren Zeitpunkt in der Therapie die notwendigen Verhaltensveränderungen und die dafür kurzfristig notwendige Bereitschaft aufbringen.

> Es ist von großer Bedeutung, sich zu Beginn der Therapie die notwendige Zeit zu nehmen, den Patienten ein vollständiges und auf sie angepasstes individuelles Störungsmodell inklusive auslösender und aufrechterhaltender Faktoren zu vermitteln. Nur wenn Patienten ein tiefgreifendes Verständnis für ihre Erkrankung entwickeln, werden sie auch in späteren Phasen der Psychotherapie die notwendige Kraft und Energie für die angestrebten Verhaltensänderungen aufbringen können.

Wir möchten an dieser Stelle nicht nochmals auf die Entstehungsmodelle der Panikstörung eingehen. Alle hierzu notwendigen Informationen finden Sie in den ersten Kapiteln des vorliegenden Buches. Einige unserer Patienten haben ein starkes Bedürfnis nach Antworten und Erklärungsmodellen für ihr inneres Erleben. Andere Patienten haben dies weniger. Wie ausführlich wir dieses individuelle Störungsmodell mit unseren Patienten ausarbeiten, sollte jeweils an die Bedürfnisse Letzterer angepasst sein. Ein weiterer Punkt ist jedoch ebenfalls von essenzieller Bedeutung: In dem gemeinsam ausgearbeiteten Störungsmodell sollte klar werden, welche kognitiven und gegenwärtigen verhaltensbezogenen Aspekte zur Aufrechterhaltung der Panik beitragen. Ein Modell, das sich sehr gut anbietet, ist das zuvor bereits beschriebene Teufelskreismodell. Es legt zwar einen Fokus auf die aufrechterhaltenden Faktoren (und weniger auf Ursachen), aber vielen Betroffenen reicht dies aus, um die Zusammenhänge ihrer Gedanken, Gefühle und ihres Verhaltens zu verstehen und um zu erkennen, wie diese in ihrem Zusammenspiel immer wieder zu der anmutend aus heiterem Himmel auftretenden Panik führen.

Wenn Sie dieses Modell mit Ihren Patienten ausarbeiten, dann möchten wir Sie dazu ermutigen, sich hierfür genügend Zeit zu nehmen. Setzen Sie sich länger damit auseinander, suchen Sie nach einem Modell, das für die Patienten passt. Versuchen Sie, die Patienten nicht von Ihrem Modell zu überzeugen oder sie zu überreden, sondern arbeiten Sie gemeinsam an einem Störungsmodell, das sich für die Betroffenen richtig anfühlt. Hierzu können Sie beispielsweise danach fragen, womit die letzten Panikattacken angefangen haben, was den Betroffenen dabei durch den Kopf gegangen ist, was sie (sonst noch) in ihrem Körper für Symptome wahrgenommen haben, was sie vermutet haben, das noch passieren würde, oder auch, was sie nach Abklingen der Panik empfunden bzw. retrospektiv für Erklärungsmodelle haben für das, was ihnen widerfahren ist. Auch wenn Sie sich nicht als »eingefleischten« Verhaltenstherapeuten verstehen, der sozusagen »Klemmbrett und Flipchart in seiner therapeutischen DNA« hat, wollen wir Sie dennoch dazu ermutigen, diesen Panik-Teufelskreis bzw. das gemeinsam ausgearbeitete individuelle Störungsmodell mit Ihren Patienten aufzuzeichnen und mit Beispielen zu versehen. In späteren Schritten der Therapie wird diese Etappe der Behandlung noch von großer Bedeutung sein. Beispielsweise wird in Situationen starker Panik (wenn der Verstand von Betroffenen z. B. doch wieder hervorbringt, dass sie jetzt in Ohnmacht fallen könnten oder etwas ganz Schlimmes passieren könnte) dieser Teufelskreis, wenn er niedergeschrieben und greifbar ist, dabei helfen, in der konkreten Situation die nötige Distanz zu den Angst- und Panik-auslösenden Gedanken aufzubauen und den Aufschaukelungsprozess zu erkennen.

Wir haben also bis hierhin in der Therapie ein gemeinsames Störungsmodell mit den Patienten ausgearbeitet. Nun kommt der nächste, sehr wesentliche Schritt im psychotherapeutischen Prozess. Auch dieser sollte wiederum nicht zu kurz kommen und spielt ebenso wie der vorherige eine wichtige Rolle für den ganzen weiteren Verlauf der Psychotherapie: Bei diesem Schritt geht es um die *gemeinsame Ausarbeitung von Zielen für die Therapie*. Man könnte meinen, dass dieser Schritt sehr trivial ist, allerdings ist dies nicht immer der Fall. Sehr oft haben Patienten nämlich ganz andere Vorstellungen von einem realistischen oder angestrebten therapeutischen Ziel. Einigen wir uns nicht bereits zu Beginn eines psychotherapeutischen Prozesses auf ein gemeinsames Ziel mit unseren Patienten, so zahlen wir dafür höchstwahrscheinlich zu einem späteren Zeitpunkt den Preis. Nämlich dann, wenn Patienten entweder vermeintlich nicht an dem von uns gewünschten Ziel mitarbeiten oder wenn sie mit dem erreichten Ergebnis eines Prozesses nicht zufrieden sind. Als Psychotherapeuten wissen Sie, dass es bei der Behandlung der Panikstörung in einem ersten Schritt zunächst einmal nicht darum geht, weniger Panik zu spüren bzw. weniger Panik zu haben, sondern darum, zu versuchen, die Panik zu kontrollieren und diese zu vermeiden. Erst durch die Konfrontation bzw. die Habituation kann dem Aufschaukelungsprozess entgegengewirkt bzw. dieser normalisiert werden. In dem zuvor ausgearbeiteten gemeinsamen Störungsmodell haben Sie Kontrolle und Vermeidung wahrscheinlich bereits als wesentliche Faktoren, die die Panik aufrechterhalten, identifiziert. Nun geht es also darum, die Vermeidungs- und Kontroll-Versuche der Panikgefühle als Problem zu definieren und in die Zielformulierung mit einzuarbeiten.

> Als Fachpersonen der Psychologie wissen wir, wie sehr menschliche Erfahrungsprozesse unser Erleben beeinflussen. Was wir erwarten, beeinflusst, wie wir etwas später erleben und integrieren. Entsprechend ist es von immenser Bedeutung, dass uns die Erwartungen unserer Patienten zu Beginn des psychotherapeutischen Prozesses bewusst sind und wir diese gemeinsam (noch bevor wir die erste Intervention einplanen und umsetzen) besprechen und gegebenenfalls korrigieren bzw. an das zuvor ausgearbeitete Störungsmodell und daraus abgeleitete aufrechterhaltende Faktoren anpassen. Wie bereits der vorherige Schritt ist auch dieser Schritt für die spätere Compliance unserer Patienten von großer Bedeutung. Die gemeinsame Einigung auf ein realistisches und erreichbares psychotherapeutisches Ziel ist somit nicht zu unterschätzen und sollte ausreichend Raum im psychotherapeutischen Prozess finden.

2. Schritt: Glaubenssätze und Kognitionen, welche die Panik aufrechterhalten, identifizieren und die Perspektive bzw. den Umgang damit flexibilisieren

Ein Ziel des psychotherapeutischen Prozesses, wie man es in der vorherigen Phase bereits mit Patienten festlegen kann (und sollte), ist die gemeinsame Suche und die darauf folgende Flexibilisierung der Fehlinterpretationen körperlicher Symptome. In den vorherigen Kapiteln dieses Buches haben wir dies an zwei Stellen tabellarisch ausgearbeitet (▶ Tab. 2.1 und ▶ Tab. 5.1). Dort finden Sie typische kognitive Fehlinterpretationen von Patienten, die immer wieder zur Folge haben, dass Betroffene normale körperliche Prozesse vermeintlich als gefährliche Symptome erleben. In dieser Phase der Therapie ist es wichtig, sich genügend Zeit zu nehmen, *erst* die körperlichen Symptome zu sammeln und sich *dann* genügend Zeit dafür zu nehmen, *gemeinsam* mit den Betroffenen herauszuarbeiten, mit welchen möglichen Konsequenzen sie diese Symptome gedanklich verknüpfen. Hier ist es wichtig, den Patienten dort abzuholen, wo er steht. Das bedeutet, ihn nicht bereits nach der ersten Erläuterung seiner Interpretation eines vermeintlichen Symptoms von seinem fehlerhaften Denken überzeugen zu wollen. Nein, wir sollten uns zuerst die Zeit nehmen, genau zu verstehen, wie und infolge welcher Erfahrungen (direkte wie indirekte) unsere Patienten diese Interpretationen entwickelt haben. Ergründen Sie somit zuerst alle Argumente und vermeintlichen Rationale, die die Patienten für die Fehlinterpretation haben, und versuchen Sie nicht direkt, diese zu korrigieren. Erarbeiten Sie also zuerst die *konkreten* und präzisen Gedanken und Interpretationen heraus. Auch hier würden wir wieder dazu raten, diese schriftlich festzuhalten. Erst dann, wenn der Betroffene uns bestätigt, dass wir seine Befürchtungen und Interpretationen bzgl. der Konsequenzen seiner vermeintlichen körperlichen Symptome richtig verstanden haben, schlagen wir vor, dem Betroffenen unsere Erklärungen darzulegen. Dabei ist es einerseits wichtig, möglichst konkret und spezifisch zu argumentieren (siehe dafür auch unsere Erläuterungen in den vorhergehenden Kapiteln) und mit Beispielen zu illustrieren, und andererseits zu normalisieren, also zu erläutern, dass diese Fehlinterpretation zwar nicht richtig ist, aber gleichzeitig verständlich und durchaus verbreitet ist.

> Zunächst ist es wichtig, in aller Ruhe zu verstehen, welche fehlerhaften bzw. dysfunktionalen Glaubenssätze rund um die eigenen vermeintlichen Körpersymptome unsere Patienten in sich tragen. Hierbei ist es wichtig, die Patienten dort abzuholen, wo sie stehen, und sich genügend Zeit dafür zu nehmen und zu eruieren, mit welchen Erfahrungen diese Fehlinterpretationen zusammenhängen und wie sie gegebenenfalls entstanden sind. Voreiliges Korrigieren von Fehlinterpretationen kann nämlich dazu führen, dass Patienten sich entweder nicht verstanden fühlen oder der Korrektur inhaltlich nicht folgen können.

Das Wissen darüber, dass die eigenen Glaubenssätze möglicherweise falsch oder übertrieben sind, führt selbstverständlich noch nicht dazu, dass sie nicht mehr auftreten oder dass der Patient sich in konkreten, vermeintlich akuten Situationen starker Symptome auch daran erinnern kann. Deswegen schlagen wir vor, dass wir uns im therapeutischen Setting genügend Zeit dafür nehmen, immer wieder über diese Fehlinterpretationen zu reden, um diese folglich mit der notwendigen Zeit kognitiv zu verankern. Auch kann es helfen, diese Fehlinterpretationen möglichst konkret aufzuschreiben oder Erinnerungshilfen im Alltag einzubauen. Auch können in dieser Phase der Therapie noch einmal psychoedukative Inhalte vermittelt werden, die dabei helfen sollen, dass Betroffene verstehen, dass der menschliche Verstand beim Denken viele Fehler machen kann und man sich dieser oft nicht so einfach selbst bewusst wird. Diese sogenannten Denkfehler sind als normale menschliche kognitive Prozesse unseres Verstandes ebenfalls in den ersten Kapiteln dieses Buches beschrieben. Sofern Sie denken, dass dies Ihren Patienten dabei helfen könnte, die eigenen kognitiven Interpretationen bzw. den »eigenen Verstand« in diesen Situationen etwas weniger ernstzunehmen, so sprechen Sie mit Ihren Patienten in aller Ruhe und mit möglichst vielen alltagsnahen Beispielen über genau diese eigentlich normalen und doch manchmal dysfunktionalen Prozesse unseres Gehirns.

> Es ist wichtig, dass Patienten im Laufe ihrer Therapie verstehen und erkennen können, dass der menschliche Verstand beim Denken Fehler macht. Dabei ist es wichtig zu erkennen, welche konkreten Fehler des eigenen Verstandes dazu beigetragen haben, dass vermeintlich ungefährliche Körperempfindungen als sehr gefährliche Symptome interpretiert werden. Unseres Erachtens können dabei zwei Vorgehensweisen hilfreich sein: Das konkrete Ausarbeiten der sehr spezifischen Fehlinterpretation eines Körpersymptoms und/oder das generelle

> Verständnis darüber, dass der menschliche Verstand beim Denken fehlerhaft ist und dass man den Glaubenssätzen nicht blind folgen sollte bzw. dass es kontextbezogen durchaus hilfreich sein kann, von gewissen Gedankeninhalten Distanz zu nehmen und sich nicht allzu sehr von ihnen mitreißen zu lassen.

Schlussendlich möchten wir zu diesem Zeitpunkt des psychotherapeutischen Prozesses noch auf einen wichtigen Aspekt hinweisen: Die vermeintlich fehlerhaften Glaubenssätze unserer Patienten sind keineswegs nur dysfunktional. Sie dienen einem hohen Sicherheitsbedürfnis. Seine eigenen Gedanken und Glaubenssätze im Sinne von mehr Verhaltensflexibilität etwas weniger ernst zu nehmen bedeutet also am Ende des Tages auch (für Betroffene), ein wenig Sicherheit/gefühlte Sicherheit aufzugeben. Wie sich jeder vorstellen kann, ist dies ein durchaus schwieriger Schritt, der nicht ohne Weiteres einfach so automatisch und ohne »Kosten« umgesetzt werden kann. Hier ist es unsere Verantwortung als Psychotherapeuten, das Gleichgewicht zwischen Kosten und Nutzen neu zu balancieren. Beobachten wir, dass Betroffene zwar inhaltlich verstehen, aber gleichzeitig zurückhaltend sind, so kann es an dieser Stelle von großer Bedeutung sein (und auch für die weiteren Schritte der Therapie sehr hilfreich), in Ruhe auf die »Kosten« für das Festhalten an den bisherigen Glaubenssätzen einzugehen. Die bisherigen Glaubenssätze erfüllen die Funktion des Erhalts von Sicherheit, dem wird jeder Betroffene wohl zustimmen. Dies ist jedoch oftmals mit hohen persönlichen, sozialen und vielen weiteren Kosten verbunden. Im Sinne aller motivationspsychologischen Aspekte, die auch bei anderen Psychopathologien eine Rolle spielen, ist dies nämlich auch im Rahmen der Panikstörung wichtig, damit Betroffene eigenständig und freiwillig eine Entscheidung in Richtung Verhaltensänderung treffen können.

3. Schritt: Fokus verändern und neue Verhaltensweisen ausprobieren

Wir haben bereits öfters darauf hingewiesen, dass der Kern einer jeden Psychotherapie die Verhaltensveränderung und somit ein veränderter Umgang mit Gegebenheiten ist, seien sie extern oder eben wie im Rahmen der Panikstörung innerlicher bzw. physiologischer Natur. In diesem Sinne handelt es sich in diesem 3. Schritt des psychotherapeutischen Vorgehens, wenn man so will, um das Kernstück der Behandlung jeder Panikstörung. Es geht darum, den Umgang mit aufkommender Panik (der Wahrnehmung der ersten Symptome oder auch der Gedanke an mögliche Symptome in einer spezifischen Situation) zu verändern und dabei den Fokus weg von Vermeidung und Kontrolle hin zu Öffnung, Akzeptanz, Vertrauen oder auch Toleranz zu verändern.

Voraussetzung für diese Fokusveränderung und somit für die Loslösung der Aufmerksamkeit und Konzentration auf die Gefahrenbeseitigung hin zur besagten Öffnung ist die Erkenntnis (und zwar nicht nur die globale, sondern auch die sehr spezifische in der Situation), dass es sich vor allem um eine gedankliche Gefahr handelt. Konkret gesagt: Die Betroffenen müssen sich in der Situation sowohl daran *erinnern* als auch daran *glauben*, dass die Gefahr vor allem verbal-kognitiv (gedanklich) konstruiert ist. Dass sie die Angst zwar erleben, aber nicht in Gefahr sind. Ohne diese Erkenntnis bzw. dieses Bewusstsein in der konkreten Situation wäre es nahezu nicht ethisch vertretbar bzw. nicht zumutbar, eine Loslösung von der vermeintlichen Gefahrenquelle und der Beschäftigung mit etwas anderem von den Betroffenen zu erwarten. Bevor wir uns also vorschnell der Verhaltensveränderung widmen, sollten wir uns zunächst vergewissern und sicherstellen, dass sich die Betroffenen der zuvor beschriebenen kognitiven Fehlinterpretationen einerseits bewusst sind und andererseits daran glauben sowie schlussendlich in der Situation der aufkommenden Panik auch auf diese Information zurückgreifen können. Deswegen möchten wir an dieser Stelle noch einmal darauf hinweisen, dass ein wichtiger weiterer Schritt vor der Verhaltensveränderung im therapeutischen Prozess darin liegt, mit unseren Patienten zu besprechen und zu planen, wie sie sich selbst diese konkrete Information (wie eine gedankliche Krücke) in Situationen aufkommender Panik zugänglich machen können. Helfen kann hierbei beispielsweise ein kleiner Memozettel, eine gespeicherte Audiodatei auf dem Smartphone oder ein Gegenstand wie beispielsweise ein Glücksbringer usw. Wichtig ist, dass Patienten, selbst wenn sie Angst erleben, eine externe Hilfe dabei haben, die ihnen hilft, sich der in dem Moment abspielenden Fehlinterpretation bewusst zu sein.

> Bevor wir die konkreten Schritte einer Verhaltensveränderung planen, ist es wichtig, dass wir sicherstellen, dass Patienten in Momenten aufkommender Angst/Panik auch kognitiven Zugriff auf das Wissen über die eigene Fehlinterpretation haben. Wir können von jemandem, der akute Gefahr empfindet, keine Abwendung bzw. Fokusveränderung weg von dieser Gefahrenquelle erwarten. Es muss somit vor der Verhaltensveränderung sichergestellt werden, dass die Betroffenen auch tatsächlich daran glauben, dass sie zwar Angst haben, aber nicht in Gefahr sind. Memotechniken, Erinnerungszettel oder kognitiv verknüpfte Gegenstände können dabei helfen.

Haben wir nun die individuellen Fehlinterpretationen herausgearbeitet sowie uns um deren kognitive Verankerung inklusive Erinnerungshilfe gekümmert, kann die Verhaltensveränderung geplant und umgesetzt werden. Hier ist es wichtig, den Patienten genügend Bedenkzeit einzuräumen und selbstverständlich die konkreten Verhaltensschritte zuerst inhaltlich und Schritt für Schritt zu besprechen sowie sicherzustellen, dass sich die Betroffenen diese Veränderungen zutrauen und mit dem Vorgehen einverstanden sind. Im Sinne einer möglichst hohen Therapie- und Veränderungsmotivation wird empfohlen, gleichermaßen wie bei anderen Psychopathologien, die Verhaltensveränderungen mit angestrebten Lebenszielen zu verknüpfen.

Wir wollen an dieser Stelle noch einmal daran erinnern, dass wir es, wenn wir von Panikattacken sprechen, mit zwei unterschiedlichen Kategorien zu tun haben: Auf der einen Seite gibt es Panikattacken, wie sie im Rahmen einer Panikstörung auftauchen, nämlich unabhängig von einer Situation und jeweils wie aus heiterem Himmel. Auf der anderen Seite gibt es aber auch Panikattacken, wie sie bei der

4 Wie erfolgt die Behandlung von Panik und Panikstörungen?

Agoraphobie, nämlich in Situationen mit subjektiv empfundenen, ausbleibenden Fluchtmöglichkeiten auftreten. Bei der Agoraphobie gestaltet sich die Verhaltensveränderung ähnlich wie bei der Behandlung anderer Angsterkrankungen. Wir sprechen hier von Expositionstherapien mit Reaktionsmanagement. Es geht also darum, in Situationen, die angstauslösend sind, zu gehen (bei der Agoraphobie typischerweise die Autofahrt durch einen Tunnel, eine U-Bahn-Fahrt, eine Zugfahrt, das Einnehmen einer Mahlzeit in einem Zug-Restaurant, ein Kinobesuch usw.), sich den dadurch ausgelösten Gefühlen auszusetzen (also zu exponieren) und dabei die Reaktion (also die Verhaltensreaktion) zu verändern. Die Situation soll nicht weiter vermieden oder fluchtartig verlassen werden, sondern es soll sich der Situation und dem damit zusammenhängenden Gefühl ausgesetzt werden und die Reaktion verändert werden (das Gefühl tolerieren statt es verändern, kontrollieren oder davor zu flüchten). Auf einen Aspekt wollen wir an dieser Stelle noch einmal ganz bewusst explizit hinweisen: Es wird selbstverständlich einerseits die Situation, aber vor allem auch die damit einhergehende Emotion konfrontiert bzw. exponiert. Betroffene sollten lernen und erfahren, dass sie diese Emotionen aushalten, akzeptieren und tolerieren können. Im Gegensatz zu den frühen Phasen Kognitiver Verhaltenstherapie würden wir das Abnehmen bzw. das Habituieren an das Gefühl nicht als Voraussetzung für die Expositionssituation selbst definieren wollen. Auch wenn die Emotion im Verlauf der Expositionsübung nicht abnehmen sollte (was durchaus passieren kann), gilt die Exposition damit keinesfalls als nicht gelungen. Menschen können Gefühle nicht kontrollieren, jedoch können sie lernen, anders mit ihnen umzugehen, was genau der Gegenstand einer solchen Übung ist. Am Rande möchten wir auch noch einmal darauf hinweisen, dass wenn wir Patienten sozusagen »versprechen« oder voraussagen, dass ihr Gefühl in der Situation nachlassen bzw. höchstwahrscheinlich nachlassen wird, wir dann das Risiko eingehen, ihre gesamte Aufmerksamkeit in bzw. während der Übung nicht auf der Verhaltensveränderung, sondern der Präsenz der unerwünschten Emotionen zu lenken. Wir wollen hingegen ihre Aufmerksamkeit nicht darauf fixieren, ob und wie schnell die Angst abnimmt, sondern verfolgen das Ziel, dass sie erleben, dass sie auch mit Angst in der Situation verbleiben können.

Da wir nun die Ziele der Exposition kurz erläutert haben, möchten wir, erneut gleichermaßen wie bei anderen Angststörungen, noch einmal darauf hinweisen, dass eine Exposition gründlich vor- wie auch nachbereitet werden sollte. In der Vorbereitung geht es vor allem darum, noch einmal den Umgang in der Situation zu besprechen, noch einmal das Ziel zu unterstreichen und noch einmal zu verdeutlichen, wie konkret Distanz zu den kognitiven Fehlinterpretationen hergestellt werden soll. In der Nachbereitung geht es vielmehr darum, eine Zusammenfassung mit den Patienten zu erarbeiten, Erfolge hervorzuheben und nochmals zu unterstreichen, dass man, unabhängig davon, ob die Angst und die Panik nachgelassen hat oder nicht, das Ziel erreicht hat: Es wurde nämlich *anders* mit der Situation *umgegangen* und man hat die Panik (wie lange auch immer) *nicht vermieden* oder ist vor ihr *geflüchtet,* sondern hat *sie erlebt und sich ihr geöffnet.*

Entsprechend der geltenden Leitlinien ist es dabei wichtig zu erwähnen, dass Expositionen, wenn immer möglich, im Beisein des Therapeuten durchgeführt werden sollten. Therapeuten können nämlich das Reaktionsmanagement anleiten, sie können motivieren wie auch verstärken, die emotionale Präsenz und damit die Akzeptanz und die Öffnung unterstützen, sie können auch auf individuelle und gegebenenfalls versteckte Vermeidungen achten bzw. hinweisen, sie können als Modell fungieren und gleichermaßen die Sinneswahrnehmungen der Patienten leiten. Sie können somit das Reaktionsmanagement verstärken und gleichzeitig Akzeptanzprozesse unterstützen, wodurch sich die Effekte der Intervention deutlich verstärken lassen. Schlussendlich möchten wir noch einen kleinen Hinweis geben, der Ihnen als Fachperson aber vermutlich nicht neu sein wird: Es gibt grob gesagt zwei Formen des Vorgehens bei Expositionsübungen mit Reaktionsmanagement: Man kann entweder *graduell* vorgehen, was bedeutet, sich langsam und Schritt für Schritt beginnend mit einer eher einfachen bzw. nicht allzu stark angstauslösenden Situation zu Situationen, die stärkere Angst und Panik auslösen sollen, vorzuarbeiten. Die andere Möglichkeit ist die sogenannte *massierte* Exposition, was bedeutet, dass man von Beginn an jene Situation mit der maximalen Angst aussucht und sozusagen gleich ins kalte Wasser springt. Welches Vorgehen man wählt, sollte unbedingt in Abwägung der Vor- und Nachteile mit den Betroffenen besprochen werden. Eines ist auf jeden Fall von großer Bedeutung: Expositionen müssen *wiederholt* werden und sollten geradezu *regelmäßig* eingeplant und durchgeführt werden.

Kommen wir nun zur Panikstörung ohne die Agoraphobie. Da sich hier das Problem stellt, dass es keine spezifischen Situationen gibt, in denen die Panik auftaucht, können Expositionsübungen auch nicht bewusst aufgesucht, künstlich erzeugt oder eingeplant werden. Nichtsdestotrotz gibt es auch hier die Möglichkeit, sich gemeinsam mit den Patienten der befürchteten Situation auszusetzen und somit die *Öffnung und Akzeptanz für Panik* sowie den *veränderten Umgang mit Panik* zu üben. Es müssen hierfür einfach ganz spezifisch jene Körperempfindungen erzeugt werden, die in der individuellen Situation des Patienten Panik auslösen. Dies kann beispielsweise das Gefühl eines Druckes auf der Brust, ein Schwindelempfinden, das Gefühl ausbleibender Luft oder Hyperventilation sein. All diese Körperempfindungen können auch künstlich in der konkreten Therapiesituation erzeugt werden. Ziel ist es dabei, dass der Patient einerseits lernt und erfährt, dass diese physiologischen Empfindungen ungefährlich sind, und er andererseits eine Öffnung, Akzeptanz und Gewöhnung an diese Empfindungen entwickeln kann und ähnlich wie zuvor die Kontrolle und Vermeidung Letzterer sukzessive abbaut. Nachfolgend werden mögliche Übungen aufgeführt, die Sie während der psychotherapeutischen Sitzung mit Ihren Patienten durchführen können und die je nach individuellen Auslösern die gewünschten psychophysiologischen Empfindungen erzeugen:

- Durch ein Röhrchen atmen (mindestens 2–3 Minuten)
- Sich um die eigene Achse drehen (mindestens 1–2 Minuten), beispielsweise auf einem Bürostuhl
- Seitliches Kopfschütteln (mindestens 30 Sekunden)
- Am Platz rennen (1–2 Minuten)
- Luftanhalten (mindestens 30 Sekunden)
- Hyperventilieren (mindestens 1 Minute)

- In sitzender Position den Kopf zwischen die Knie legen (ca. 1 Minute) und dann schnell heben
- Während mindestens 1–2 Minuten direkt ins Licht schauen und dann einen kurzen Textabschnitt lesen

Bei diesen Verhaltensexperimenten geht es einerseits darum, sich mit den befürchteten Symptomen zu konfrontieren und somit einen neuen Umgang damit zu lernen. Andererseits geht es natürlich auch darum, die eigenen Fehlinterpretationen sozusagen auf ihre Richtigkeit hin zu überprüfen. Auch hier gilt es, diese Ziele, ähnlich wie bei der Vorbereitung zu einer Expositionsübung, in einer konkreten Situation vorab möglichst konkret und genau mit den Betroffenen zu besprechen.

Schlussendlich möchten wir an dieser Stelle auch noch auf einen wichtigen Aspekt hinweisen: Wir haben vor allem von sogenannten Expositionen *in vivo* gesprochen, also von direkten, real gelebten Übungen. Sollte eine Situation jedoch nicht aufzusuchen sein oder sich der Betroffene das direkte Ausprobieren nicht umgehend bzw. noch nicht zutrauen, so kann die Übung auch *in sensu*, also gedanklich und unter Anleitung des Therapeuten durchgeführt werden.

4. Vermeidungsverhalten reduzieren

Wie bereits zuvor angemerkt, sollte eine Expositionsübung nicht nur einmalig durchgeführt werden. Damit neue Erfahrungen möglichst verinnerlicht werden und sich neue Verhaltensweisen Schritt für Schritt vereinfachen und automatisieren, ist es wichtig, sie (gerade zu Beginn) regelmäßig zu wiederholen. Wie klein auch immer der erste Schritt sein mag, ist erst einmal nicht von Bedeutung. Wichtig ist, dass der Schritt in die richtige Richtung geht. Wir können also mit kleinen Übungen beginnen, Hauptsache ist, dass das Vermeidungs- und Kontrollverhalten sukzessive reduziert wird. Lieber kleine und dafür regelmäßige und sichere Schritte als nur ein instabiler und großer. Sollten Sie mit Ihren Patienten eine Hierarchie der angstauslösenden Situationen bzw. Körpersymptome erstellt haben, so bietet sich beispielsweise an, diese sukzessive von unten nach oben zu bearbeiten und alle Zwischenschritte immer wieder zu wiederholen und somit zu festigen. Und wie bereits angedeutet: Verknüpfen Sie jeden Schritt der Therapie mit einem Lebensziel. Bei der Exposition erwarten wir viel von unseren Patienten, da wir von ihnen erwarten, dass sie sich einer subjektiv empfundenen Gefahrensituation aussetzen. Dafür braucht es Motivation und Bereitschaft! Deshalb sollten wir niemals vergessen, dass es sich lohnen muss bzw. unseren Patienten möglichst bewusst sein sollte, *wofür* sie dies tun.

Nachdem wir diese unterschiedlichen »Trockenübungen« durchgeführt haben, mit den Patienten also in Begleitung von Therapeuten Verhaltensveränderungen eingeübt haben, so besteht der nächste Schritte darin, diese auch in den selbstständigen und autonomen Alltag unserer Patienten zu übertragen. In den folgenden therapeutischen Kontakten geht es dann vor allem darum, Situationen nach- und vorzubesprechen, in denen unsere Patienten Schritt für Schritt das eigene Vermeidungs- und Kontrollverhalten reduzieren und somit nach und nach ihre Freiheit zurückgewinnen. Kleine Ausrutscher bzw. Rückfälle sind wohl eher die Regel als die Ausnahme, hier sollten wir normalisieren und erneut dazu ermutigen, weiterzumachen. Auch Zeit für Selbstlob und Anerkennung durch den Therapeuten sollte nicht zu kurz kommen. Wie bereits angemerkt, tun unsere Patienten nichts weniger, als die Bereitschaft aufbringen, sich einer Situation und einem Erleben zu stellen, das sie oft über Jahrzehnte oder zumindest eine sehr lange Zeit vermieden haben, und von dem sie sehr lange überzeugt waren, es vermeiden zu müssen!

5. Den Rückfall vorbeugen

Haben Sie nun gemeinsam mit Ihren Patienten die Angst und Panikanfälle überwunden und das Vermeidungs- und Kontrollverhalten so weit reduziert, dass Betroffene von sich behaupten können, wieder ein freies und lebenswertes sowie uneingeschränktes Leben leben zu können, so ist die Therapie zwar fast, aber doch noch nicht ganz beendet. Als Verhaltenswissenschaftler ist Ihnen bewusst, dass die Prädisposition je nach Umstand und Situation erneut zu einer Exazerbation von Panik und einer Panikstörung führen kann. Entsprechend muss der Rückfall vorgebeugt bzw. noch ein letzter Fokus auf die Rückfallprävention gelegt werden.

Dabei ist der wichtigste Schritt der Rückfallprävention eben genau jener, in dem der Therapeut mögliche Rückfälle mit Betroffenen bespricht und diese sozusagen bereits kognitiv vorbereitet. Es ist wichtig, Patienten darüber aufzuklären, dass Fluktuationen im Angst- und Paniklevel normal sind. Sie gehören zum menschlichen Leben und Erleben dazu und können je nach Stress und Anspannungslevel sowie nach situativen Gegebenheiten oder auch für eine gewisse Zeit anhaltenden Lebensumständen wieder vermehrt auftauchen. Panik ist kein »alles oder nichts«, sondern sie ist ein innerer Zustand, der, wenn entsprechende Umstände (innere wie äußere) zusammenkommen, jederzeit wieder stärker oder eben weniger stark auftauchen kann. Diese Normalisierung ist präventiv wichtig, um nicht bereits durch Angst vor der Panik das Anspannungslevel zu steigern, sobald sich etwas Inneres sozusagen wieder mulmig anfühlt.

An dieser Stelle der Rückfallprävention schlagen wir zudem vor, auch noch einmal auf alle inneren Vulnerabilitäten einzugehen, die bereits bei der erstmaligen Auslösung der Panik sowie der Panikstörung eine Rolle gespielt haben. Wiederholen Sie noch einmal kognitive Fehlinterpretationen oder äußere Anfälligkeitsfaktoren sowie die menschlichen Temperamente, die Betroffene anfälliger für Panik machen können (wie bspw. ein hohes Kontroll- oder Sicherheitsbedürfnis oder auch noch ausgeprägtere Neigungen zu Gesundheitsängsten). Der menschliche Körper ist keine Maschine und entsprechend sollten wir ihn auch nicht bewerten oder behandeln. Fluktuationen in Empfindungen gehören dazu und sind nicht *per se* als Alarmsignal zu verstehen. Toleranz, Nachsicht und das Verständnis für Fluktuationen und Veränderungen zusammen mit einer inneren akzeptierenden Haltung gegenüber unangenehmen inneren Empfindungen sind präventiv von großer Bedeutung.

Schließlich möchten wir nochmals anmerken, dass ein gesunder, fitter Körper selbstverständlich auch weniger potenzielle Auslöser für Panik liefert. Sportliche

4 Wie erfolgt die Behandlung von Panik und Panikstörungen?

Aktivität, gesunde Ernährung, eine achtsame und bewusste Lebensausrichtung im Sinne selbst gewählter werteorientierter Inhalte, zufriedenstellende soziale Kontakte usw. halten uns nicht nur geistig, sondern in der Gesamtheit fit und gesund, was schlussendlich die beste Prävention gegenüber Alarmreaktionen unseres Verstandes ist.

Zum Abschluss

In unserem klinischen Alltag hatten wir den Eindruck, dass immer mehr Menschen den Begriff *Panik* zur Beschreibung ihres inneren Zustandes benutzen. Nicht nur im Rahmen der Panikstörung, sondern auch im Rahmen vieler anderer psychischer Leidensformen beschreiben Betroffene, *Panikattacken* zu erleben. Selbst wenn sie alle nicht präzise auf die Diagnosebeschreibung der Panikstörung zutreffen, so haben sie aus unserer Sichtweise doch immer etwas gemeinsam: Sie beschreiben einen *inneren Zustand sehr massiver Angst*, der sich auf *innere körperliche Empfindungen bzw. die subjektive Bewertung dieser Empfindungen als etwas sehr Bedrohliches* bezieht.

Ob nun Panikattacke im Sinne der Panikstörung oder »einfach« Panik, wie man sie auch im Rahmen jedes anderen psychischen Leidens erleben kann, eines mögen sie auf jeden Fall gemeinsam zu haben. Sie scheinen, und das erlauben wir uns hier aus unserer ganz persönlichen und nicht aus unserer fachspezifischen Perspektive zu sagen, in den Geist der Zeit zu fallen. In eine Zeit, in der Selbstoptimierung zum guten Ton zu gehören scheint. In eine Zeit, in der es gar einen ganzen Wirtschaftszweig gibt, dessen Businessmodell darauf aufbaut, den Körper als eine Art Maschine zu beschreiben, die keinen Leistungsfluktuationen unterliegen darf, der sich zu jedem Zeitpunkt auf die gleiche Art und Weise und kontext- sowie situationsunabhängig stets gut anfühlen und eine konstante Leistung zeigen können sollte, und dem man, sollte dies nicht der Fall sein, mit spezifischen Produkten genau in diese vermeintliche Normalität zurück verhelfen sollte.

Einerseits hat dies den doch sehr positiven Effekt, dass sich immer größere Anteile der Gesellschaft verantwortlich für die eigene Gesundheit fühlen und große Bemühungen an den Tag legen, gesund zu leben und einen verantwortungsvollen und dankbaren Umgang mit dem eigenen Körper zu finden. Andererseits birgt sich dahinter die Gefahr, ganz normale Schwankungen der Leistungsfähigkeit und der inneren Empfindungen als etwas Anormales bzw. Pathologisches einzuordnen, was dann wiederum statt zu einer annehmenden, verständnisvollen und sozusagen fürsorglichen Haltung, vielmehr zu einer aktivierenden, korrigierenden und gegen den eigenen Körper ankämpfenden inneren Haltung führen kann. Vereinfacht gefragt: Verlernen wir es, den eigenen Körper wie etwas Organisches zu bewerten und zu behandeln, anstatt wie eine Maschine? Wie etwas Organisches, das von äußeren und inneren Bedingungen, die wir oft nicht bewusst erfassen, beeinflusst wird, und nicht wie etwas Maschinelles, das immer nahtlos und unermüdlich auf die gleiche Art und Weise und mit der gleichen Performanz vor sich hin arbeitet bzw. dessen Leistungseinbruch, Fehler durch eine simple Manipulation oder den Austausch einer Komponente korrigiert werden können muss.

Es braucht also unserer Meinung nach, unabhängig davon, ob es sich um Panik, eine Panikattacke oder einfach unangenehme innere Ängste oder Anspannungszustände handelt, mehr Akzeptanz, mehr Toleranz, mehr Nachsicht und mehr Mitgefühl mit inneren Erfahrungen und Empfindungen und unserem Körper als Ganzes. Statt gegen ihn anzukämpfen, sollten wir uns für und nicht gegen Erfahrungen und Empfindungen entscheiden. Anstatt uns über ihn zu ärgern und Unannehmlichkeiten abzulehnen, könnten wir uns den Empfindungen hingeben und sie als Teil von uns annehmen – als Ergebnis einer Interaktion zwischen uns, unseren Erinnerungen (und daraus entstandenen Glaubenssätzen) und unserer Umwelt.

Wir sind sozusagen nicht das, *was* wir fühlen, und das, was wir fühlen, ist nicht *das* Wahre, sondern *wir sind fühlende Wesen*. Akzeptieren wir unsere inneren Empfindungen als solche und müssen nicht etwas dagegen tun oder dagegen ankämpfen, so können wir sie beobachten, sie nicht als gut oder schlecht, sondern einfach als etwas *Vorhandenes* betrachten. Können wir unsere Gefühle als das betrachten und beobachten, was sie sind, so können wir *mit* ihnen handeln, statt *gegen* sie anzukämpfen. Dies wiederum eröffnet einen ganz neuen Handlungsfreiraum.

Die zuvor beschriebenen Schritte können, unabhängig davon, ob es sich um Angst, Panik oder eine Panikattacke handelt, für ein unangenehmes und als störend empfundenes inneres Erleben angewendet werden. *Akzeptieren, annehmen, beobachten und betrachten – und dann (weiter) handeln.* Das ist sozusagen die Schlussfolgerung, die wir, unabhängig von der Psychopathologie, die wir zuvor im Detail und auf spezifische Kontexte bezogen beschrieben haben, festhalten wollen.

Bewerten wir Gefühle schlussendlich nicht mehr als etwas Störendes, sondern als einen Teil von uns, so können wir unsere gesamte innere Haltung, die wir unserem Körper und unserem Erleben gegenüber haben, verändern. *Gutes erwarten* und positiv nach vorne schauen löst zwar keine Probleme, aber es verändert die Art und Weise, wie wir Herausforderungen gegenübertreten, wie wir diese erleben und auch, welche Haltung wir ihnen gegenüber annehmen sowie auf welche Art wir mit ihnen umgehen. In diesem Sinne hoffen wir, dass wir durchgehend durch dieses Buch, egal aus welcher persönlichen oder professionellen Perspektive auch immer Sie sich dazu entschieden haben, es zu lesen, Hoffnung und Zuversicht haben transportieren können. Mit einer hoffnungsvollen Haltung und in der Erwartung, dass Gutes passieren wird, können wir nämlich nicht nur gegenwärtigen schmerzhaften oder herausfordernden inneren und äußeren Erlebnissen gegenübertreten, sondern auch allen zukünftigen Herausforderungen gelassener und mit weniger *Panik* begegnen.

Anhang: Geschichte der Angst-Theorien

Angst als »krankhafte Gemütsbewegung« (Emil Kraepelin)

Die »Angst« wird bei Emil Kraepelin, dem Begründer der modernen psychiatrischen Klassifikationen, unter der Überschrift »krankhafte Gemütsbewegungen« behandelt, die ein eigenes Kapitel der »Störungen des Gefühlslebens« darstellt (Kraepelin 1909):

> »Die bei weitem häufigste Form der unangenehmen krankhaften Gemütsbewegungen ist die *Angst*, die wir vielleicht als eine Verbindung von Unlust mit innerer Spannung betrachten können. Sie pflegt wie keines der anderen Gefühle den gesamten körperlichen und geistigen Zustand in Mitleidenschaft zu ziehen. Die innere Spannung macht sich in der Körperhaltung, den Ausdrucksbewegungen, der krampfhaften Muskelinnervation geltend, oder sie entlädt sich in Jammern und Schreien, heftigen Abwehrbewegungen, in Angriffen auf die Umgebung oder das eigene Leben.« (Kraepelin 1909, S. 348)

Der Systematiker Kraepelin beschreibt die Angst als eine bestimmte Krankheitserscheinung und ordnet sie unter den Gefühlsstörungen ein, die er deshalb als Störung bezeichnen kann, weil sie sich ihm übermäßig darstellen und er diese nicht verstehen kann.

> »Der Kranke fühlt sie (die Angst), ohne zu wissen, warum, weiß sogar oft ganz genau, dass er gar keinen Grund hat, sich zu fürchten.« (Kraepelin 1909, S. 348)

Die Angst braucht zunächst einen Gegenstand, um verständlich werden zu können. Die gegenstandslose Angst war für Kraepelin per se eine Krankheitserscheinung. Sie ist nicht verstehbar und sie ist ohne Grund.

Eine andere Gruppe von Angstzuständen trennt er als besondere Gruppierung ab und leistet damit schon den ersten Schritt zur Trennung von gegenstandsloser Angst und objektbezogener Furcht (Kielholz 1967): Die »Phobien« seien im Unterschied zur Angst dadurch gekennzeichnet, dass die Angst an bestimmte Erlebnisse und Vorstellungen geknüpft sei, die wiederum zu den verschiedenartigen quälenden Befürchtungen Anlass geben würden.

Die verschiedenen Phobien behandelt Kraepelin in detaillierten Beschreibungen sehr ausführlich. Dabei werden die »Angst vor der Angst« und die »Agoraphobie« besonders herausgehoben. Zur »Angst vor der Angst« schreibt er im Jahr 1903:

> »Da die Kranken imstande sind, die Unsinnigkeit ihrer Befürchtungen klar zu überblicken, sind es sehr bald gar nicht die ihnen vorschwebenden Zwischenfälle selbst, die sie beunruhigen, sondern die quälende Nötigung, sich damit zu beschäftigen; sie fürchten nicht den

Eintritt jener Ereignisse, sondern das Auftauchen der Angst vor ihnen.« (Kraepelin 1903, S. 251)

Die gegenstandslose Angst bleibt im Gegensatz zu den Phobien weniger ausgearbeitet und im Ganzen unverständlicher und »dunkler« – der Kranke hat ja keinen Grund, sich zu fürchten.

Angst als »neurotische Angst« (Sigmund Freud)

Sigmund Freud teilte die Angst zunächst in »Realangst« und »neurotische Angst« ein. Eine »Realangst«, so Freud, ist eine Reaktion auf die Wahrnehmung einer äußeren Gefahr und damit als Äußerung des »Selbsterhaltungstriebes« zu verstehen. Auch die »Realangst« sei aber nicht als rationell und zweckmäßig zu verstehen, wie man zunächst vermuten könne, denn häufig komme es auch zu einer »Angstentwicklung«. Zweckmäßig im Sinne einer schnellen Entscheidung – Flucht oder Verteidigung – sei lediglich die Bereitschaft auf eine Gefahr, die »Angstbereitschaft«. Übermäßige Angst hingegen lähme jede Aktion, auch die der Flucht. Freud schreibt:

> »Je mehr sich die *Angstentwicklung* auf einen bloßen Ansatz, auf ein Signal einschränkt, desto ungestörter vollzieht sich die Umsetzung der Angstbereitschaft in Aktion, desto zweckmäßiger gestaltet sich der ganze Ablauf. Die *Angstbereitschaft* scheint mir also das Zweckmäßige, die Angstentwicklung das Zweckwidrige an dem, was wir Angst nennen.« (Freud 1917, S. 410)

Für Freud ist die Angst nicht bloß als eine direkte Unlustempfindung zu verstehen, die einem Affekt einen gewissen Grundton gebe. Bei einigen Affekten »glaubt man tiefer zu blicken und zu erkennen, dass der Kern, welcher das genannte Ensemble zusammenhält, eine Wiederholung eines bedeutungsvollen Erlebnisses ist« (Freud 1917, S. 411).

> »Wir werden es auch als beziehungsreich erkennen, daß jener erste Angstzustand aus der Trennung von der Mutter hervorging.« (Freud 1917, S. 411)

Die Trennung von der Mutter während der Geburt ist nach Freud als eine gewisse Ur-Angst zu verstehen, und der Affekt Angst, der als »Realangst« erfahren wird, ist in seinem psychischen Gehalt eine Wiederholung jener Ur-Angst. Auch im Kindesalter komme es, gerade bei der Trennung von der Mutter, die als Verlust-Erlebnis wahrgenommen werde, zum Angst-Erleben.

Wie ist nun die *neurotische Angst* zu verstehen? Die Angst entsteht bei der Angstneurose in der Abfuhr von aufgestauter Libido, sie löst im Zuge der Verdrängung bei der Hysterie andere Affekte wie Scham, Verlegenheit oder Ärger ab oder sie wird bei der Zwangsneurose durch Symptombildung ersetzt (Freud 1917).

Die »Realangst« ist die »Reaktion des Ichs auf die Gefahr und das Signal für die Einleitung der Flucht«, während bei der »neurotischen Angst« das »Ich« einen Fluchtversuch aufgrund des Anspruchs der Libido unternehme – eine innere Gefahr wird somit behandelt, als handele es sich um eine äußere. *Ein spezifischer innerer Konflikt ist damit die Angstquelle der neurotischen Angst.*

Nach Freud wird die erste Angst, eine Ur-Angst, während der Geburt erlebt, später erfolgt das Angst-Erleben als Wiederholung eines einmal gebahnten Affektes in Trennungssituationen von der Mutter. In diesem Zusammenhang entstehen nach Freud auch die ersten Situationsphobien der Kinder. Später erlebe der Säugling jene gefährliche Situation des Geburtstraumas erneut in der Trennungssituation von der Mutter. Das Vermissen der Mutter werde – als Trennungsangst begriffen – für den Säugling zur Gefahr, bei deren Eintritt er das Angst-Signal gebe. Es scheint klar zu sein, dass es sich in diesem Fall wirklich um einen Objektverlust handelt:

> »In beiden Hinsichten, sowohl als automatisches Signal wie als rettendes Signal, zeigt sich die Angst als Produkt der psychischen Hilflosigkeit des Säuglings, welche das selbstverständliche Gegenstück seiner biologischen Hilflosigkeit ist.« (Freud 1926, S. 168)

Freud behandelt in der Hilflosigkeit des Säuglings die Schwäche des Ichs. Aufgrund seiner Ich-Schwäche ist er dem lebenswichtigen Objekt in Person seiner Mutter hilflos überlassen. Die Angst vermag diese Hilflosigkeit auszudrücken. Jene Trennungsangst von dem geliebten Objekt des Säuglings verändert sich im Laufe der Entwicklung (über die sog. Kastrationsangst) zur sozialen Angst:

> »Mit dem Unpersönlichwerden der Elterninstanz, von der man die Kastration befürchtete, wird die Angst unbestimmter. Die Kastrationsangst entwickelt sich zur Gewissensangst, zur *sozialen Angst*. Es ist nicht mehr leicht anzugeben, was die Angst befürchtet. (...) Allgemeiner ausgedrückt, ist es der Zorn, die Strafe des Über-Ichs, der Liebesverlust von dessen Seite, den das Ich als Gefahr wertet und mit dem Angstsignal beantwortet.« (Freud 1926, S. 170)

Nach Freud verändert sich die Trennungsangst von dem geliebten Objekt des Säuglings zu einer sozialen Angst des Erwachsenen. Die *Hilflosigkeit* führt in beiden Situationen zum Angst-Erleben. Die Hilflosigkeit entsteht, weil die Person (das Ich) in Gefahr schwebt. Die Gefahr entsteht bei der neurotischen Angst aus Konflikten in der Kindheit.

Angst als »Grundangst« (Karen Horney)

Der Ausgangspunkt der neurotischen Entwicklung eines Menschen liegt in den Beziehungen der Kindheit, meinte auch die Psychoanalytikerin Karen Horney. Wenn ein Kind durch seine Umgebung an seiner freien psychischen Entfaltung gehindert werde, könne es kein Grundvertrauen der Welt gegenüber aufbauen, sondern entwickele stattdessen eine »*Grundangst*« ihr gegenüber. Diese Grundangst führt zu einer neurotischen Entwicklung und einer im Laufe der Zeit sich ausbildenden neurotischen Charakterstruktur einer Person, die aktuelle Konfliktsituationen mit Angstreaktionen (und unterdrückter Feindseligkeit) beantworten würde.

Horney (1937) unterscheidet in »Der neurotische Mensch unserer Zeit« zwischen Charakterneurosen und Situationsneurosen. Beide Störungen können zu manifesten Angst-Reaktionen führen. Nach Horney sind aber die Beziehungen zwischen Konflikt und Angst-Reaktion bei der Situationsneurose angemessen und aus der Situation verstehbar, während bei der Charakterneurose selbst die »geringste Provokation eine intensive Reaktion« hervorrufen kann. Nur den Charakterneurosen liegt nach Horney eine Grundangst zugrunde. Die Grundangst des Kindes entstehe hauptsächlich durch die Erziehungsmethoden neurotischer Eltern:

> »Außerdem sind *neurotische Eltern* (...) gewöhnlich mit ihrem Leben unzufrieden und haben unbefriedigte emotionale oder sexuelle Beziehungen und sind daher geneigt, ihre Kinder zum Gegenstand der Liebe zu machen. Sie versuchen, ihr Liebesbedürfnis an den Kindern zu befriedigen.« (Horney 1951, S. 66)

Ein gesunder Mensch kann Belastungen und Angst verarbeiten. Ein neurotischer Mensch hingegen ist nach Horney zu früh mit Erfahrungen in Berührung gekommen, die ihn überfordern mussten. *Die Erfahrungen der Hilflosigkeit erzeugten die Grundangst des Kindes.* Die Folge seien ein Gefühl der Schwäche und ein fragiles Selbstbewusstsein:

> »Die *Grundangst* hat definitive Wirkungen auf die Haltung der Betreffenden gegen sich selbst und gegen andere. Sie bedeutet eine emotionelle Isolierung, die desto schwerer zu ertragen ist, als sie mit dem Gefühl einer tiefen Schwäche des eigenen Wesens verbunden ist. Sie bedeutet eine Erschütterung der eigenen Grundlage des Selbstbewußtseins.« (Horney 1951, S. 75)

Als Reaktion gegen die fehlende Sicherheit und gegen das Gefühl der Bedrohung und Hilflosigkeit muss sich ein Kind schützen. Wie gegen das Angst-Gefühl des Erwachsenen werden auch gegen die Grundangst des Kindes Schutzmechanismen erforderlich, die das eigene Sicherheitsbedürfnis befriedigen. Diese Schutzmaßnahmen sind allein für die Sicherung eines Individuums zuständig, das in einer Atmosphäre der Grundangst aufwächst.

Horney ging davon aus, dass als Schutz gegen die Grundangst Bewältigungsmechanismen entwickelt werden müssen, die letztlich maßgeblich die Charakterbildung mitbestimmen, da hier keine Abwehrmaßnahmen einer akuten Angst-Reaktion in Frage kommen, sondern Verteidigungsstrategien aufgebaut werden müssen, die, durch das Gefühl der Grundangst getrieben, eine ständige Beruhigung für ein Individuum darstellen müssen und deshalb ständig zum Einsatz kommen.

Neben dem Bedürfnis nach Lustbefriedigung gibt es auch ein Bedürfnis nach Sicherheit, meinte Horney, und um diese Sicherheit in einer Haltung hinzubekommen, die durch Grundangst geprägt ist, braucht es umfangreiche Schutzmaßnahmen. Wie sollen diese Schutzmaßnahmen aussehen?

> »Je unerträglicher die Angst ist, desto durchgreifender müssen die *Schutzmaßnahmen* werden. Innerhalb unserer Kultur gibt es vier Hauptwege, in denen ein Mensch versucht, sich gegen die Grundangst zu schützen: Liebe, Unterwürfigkeit, Macht und Distanzierung.« (Horney 1951, S. 75)

Bei den Schutzmechanismen gegen die Grundangst beschreibt Horney also verschiedene Hauptwege, die zunächst Lösungsversuche darstellen und die dem geängstigten Kind etwas Stabilität in einer bedrohlichen Welt bringen sollen.

Wenn Horney von »dem Gefühl einer tiefen Schwäche des eigenen Wesens« spricht, beschäftigt sie sich bereits zu diesem frühen Zeitpunkt mit dem Phänomen der strukturellen Schwäche einer Person. Sie umschreibt diese Haltung mit dem Begriff »Grundangst«.

Wir halten fest, dass sich aus der Grundangst und den daraus folgenden Schutzmechanismen bestimmte »strukturelle Probleme« und Persönlichkeitsstörungen entwickeln können, die ihren Ursprung in Angst und Traumatisierung in der Kindheit hatten.

Angst bei strukturellen Störungen (Heinz Kohut)

Später wurden die strukturellen Störungen als Pathologie des Selbst (Persönlichkeitsstörungen) besonders durch Heinz Kohut (1976) und Otto F. Kernberg (1978) ausführlich beschrieben (Walter und Bilke-Hentsch 2020). Anders als Freud geht Kohut von einem Bedürfnis des Menschen nach Beziehung von Geburt an aus. Das Selbst kann sich nur im Austausch mit anderen Menschen entwickeln. Entscheidend sind dabei die empathischen und responsiven Qualitäten der nahen Bezugspersonen.

Nach Kohut (1976) sei eine Person mit strukturellen (Persönlichkeits-)Problemen immer den Gefahren ausgesetzt, durch Kränkungen jeder Art die notwendige Stabilität zu verlieren (drohende Selbst-Fragmentierung). Deshalb entstehe Angst vor dieser Verwundbarkeit und diese Angst betreffe die eigenen Selbstwerteinbrüche. Das Spektrum, das sich als psychisches Leiden zeige, reiche von ängstlichen Größenvorstellungen auf der einen Seite bis zu Selbstunsicherheit mit schweren Schamgefühlen auf der anderen Seite (Kohut 1976). Kohut (1979) unterscheidet zwei Angstformen, bei Menschen ohne und bei Menschen mit Persönlichkeitsproblemen, die sich deutlich voneinander unterscheiden würden.

> »(…) dass es zwei Arten der Angsterfahrung gibt und nicht nur eine. Die erste umfasst Ängste, die von einem Menschen empfunden werden, dessen Selbst mehr oder weniger kohärent ist – es sind Ängste vor gewissen Gefahrensituationen. Die zweite Art umfasst die Ängste, die von einem Menschen erlebt werden, der sich bewusst wird, dass sein Selbst zu zerfallen beginnt.« (Kohut 1979, S. 97)

Wir setzen hier vereinfacht die Begriffe Selbst mit Persönlichkeit gleich (sowie strukturelle Störung und Persönlichkeitsstörung). Die Persönlichkeitsstruktur bezeichnet eine entwicklungspsychologische Dimension und beschreibt Muster von Verhaltens- und Erlebnisweisen, die sich aus den Beziehungen ableiten.

> »[Persönlichkeits-]Struktur entsteht in Beziehungen. Sie wird »gelernt« in einem Wechselspiel von angeborenen Merkmalen (z. B. dem »Temperament« eines Kindes) und deren Aufnahme durch die Umwelt.« (Benecke und Staats 2017, S. 57)

In der modernen Psychoanalyse hat sich die Unterteilung von Angst bei Neurosen (Angststörungen) und Angst bei strukturellen Störungen (Persönlichkeitsstörungen) weitgehend etabliert. Der psychoanalytischen Theorie nach ist die Fähigkeit zur Angstbindung an ein Objekt, wie bei der Phobie, ein Zeichen für ein stabile (Persönlichkeits-)Struktur, während Überflutung mit diffuser Angst, wie bei der Panik, eher auf strukturelle Schwierigkeiten hinweist (Ermann 2023). Allerdings gibt es hohe Komorbiditätsraten von Angststörungen und Persönlichkeitsstörungen und empirische Studien konnten zeigen, dass strukturelle Störungen bei fast allen Angststörungen (Phobien und Panikstörungen) festzustellen sind (Benecke und Staats 2017).

Angst bei Bindungs- und Mentalisierungsstörungen (Peter Fonagy)

Welche Bedeutung haben die frühen Beziehungen auf die Angst und die Persönlichkeitsstruktur? Nach Melanie Klein (1962) haben sich vor allem Michael Balint und Donald W. Winnicott intensiv mit der frühen Mutter-Kind-Beziehung und deren Auswirkung auf die Persönlichkeitsentwicklung beschäftigt. Nach Balint (1958) ist die wahrgenommene Trennung von der Mutter das erste Trauma im Leben eines Menschen. Ein Getrenntsein werde von dem Säugling zunächst gar nicht wahrgenommen, und erst die Entdeckung, dass die Mutter eine andere Person sei, sei mit starker Angst verbunden. Die Qualität dieser ersten Beziehung sei entscheidend dafür, ob diese Angst verarbeitet werden kann oder ob das Getrenntsein verleugnet werden muss. Winnicott (1971) vertrat ähnliche Ansätze. Mütterliche Fürsorge (»*holding*«) unterstützt die Verarbeitung und Integration von Liebe und Hass in der frühen Kindheit. Die Sensibilität und Zugewandtheit der Mutter (»*good enough mother*«) führt nach Winnicott in der Entwicklung dazu, dass das Kind Vertrauen in Beziehungen entwickelt und Verlust- und Trennungsängste bewältigen kann. Gelingt dies nicht, entstehe ein »falsches Selbst«.

In seiner *Bindungstheorie* beschrieb Bowlby (1982) später die Ursachen und Auswirkungen frühkindlicher Beziehungsmuster auf Ängste und »strukturelle Probleme« (Persönlichkeitsstörungen). Nach Bowlby speichern Kinder die Bindungsmuster mit den primären Bezugspersonen lebenslang als »inner working models«, die insbesondere bei Trennungs-, und Gefahrensituationen wie reaktiviert werden. Bowlby ging davon aus, dass die Bindungsmuster Aspekte des Selbst, der anderen und der Beziehung zwischen beiden umfasst. *Einem sicheren Bindungsmuster stehen nach Bowlby unsicher-vermeidende, ängstlich-anklammernde und desorganisierte Muster gegenüber.* Ein desorganisiertes Bindungsmuster entwickelt sich der Bindungstheorie zufolge, wenn die Bezugsperson, bei der das Kind Schutz und Sicherheit sucht, gleichzeitig eine Quelle der Gefahr darstellt. Dieses Dilemma ist insbesondere bei frühen, repetitiven traumatischen Erfahrungen gegeben (Lorenzini und Fonagy 2013). Eine Assoziation zwischen desorganisiertem Bindungsmuster und Dissoziationen bei Persönlichkeitsstörungen konnte bereits empirisch nachgewiesen werden

(Buchheim 2011). Insgesamt zeigen die Bindungsmuster, wie Kinder Sicherheit in frühkindlichen Beziehungen gewinnen und erhalten. Die Bindungsmuster haben deshalb auch Auswirkungen darauf, wie Kinder in ängstigenden Situationen ihre Angst regulieren.

Die Fähigkeit zur Angstregulierung hängt nach dem *Mentalisierungskonzept* von Fonagy (2003) in den ersten Lebensjahren stark von der Fähigkeit der Affektspiegelung durch die nahen Bezugspersonen ab.

Die Spiegelung der Affekte müsse kongruent und gleichzeitig markiert sein. Wenn Bindungspersonen unmarkiert und inkongruent spiegeln, entstehe ein sogenanntes »fremdes Selbst« (Fonagy et al. 2004). Die repetitiven Fehlabstimmungen mit dem Kind in der Interaktion der Bezugspersonen in den ersten Jahren seien aus Sicht des Mentalisierungskonzeptes insbesondere für die Entstehung von Ängsten und Persönlichkeitsstörungen der zentrale Mechanismus. Dabei ist weniger ein Ereignistrauma entscheidend, sondern die generelle und anhaltende Insuffizienz der Bezugspersonen, die Perspektive des Kindes für die Interaktion zu berücksichtigen (Bateman und Fonagy 2012).

> »Das innere Erleben des Kindes bleibt unbenannt, chaotisch und der nicht regulierte Affekt führt zu weiterer Fehlregulation. Weil das Kind von der Mutter keine kohärente Repräsentanz seiner selbst übernehmen und internalisieren kann, verinnerlicht es eine Repräsentanz der anderen in seine gerade herausbildende Selbststruktur.« (Fonagy et al. 2004, S. 359)

Damit kommt es zu einer nachhaltigen Beeinträchtigung der Fähigkeit zum Mentalisieren, insbesondere in Situationen, in denen das Bindungssystem aktiviert wird. *Mentalisieren* bedeutet allgemein, sich auf die inneren, mentalen Zustände (Gedanken, Gefühle, Wünsche, Bedürfnisse, Überzeugungen etc.) von sich selbst und anderen zu beziehen, diese als dem Verhalten zugrundeliegend zu begreifen und darüber nachdenken zu können (Euler und Walter 2020).

Nach dem Mentalisierungskonzept von Fonagy entwickeln Kinder erst im Alter von vier bis fünf Jahren eine Vorstellung davon, dass ihr geistiger Zustand (»mind«) sich von dem anderer unterscheidet und erkennen diesen als repräsentationales Abbild der Realität. Erst ab diesem Alter können Wahrnehmungs- und Denkinhalte im Sinne einer reflexiven Funktion zum Gegenstand des Nachdenkens gemacht werden. Der Umgang mit Ängsten und die Fähigkeit zur Angstregulierung in Beziehungen ist zu diesem Zeitpunkt bereits als Bindungsmuster verankert (Fonagy 2003).

> »Zahlreiche Hinweise sprechen dafür, dass eine sichere Bindung die Entwicklung des Selbst ebenso fördert wie die innere Sicherheit, das Selbstwertgefühl, das Selbstvertrauen und die Stärke der auftauchenden Selbst sowie den Erwerb der Autonomie. Desorganisierten Kleinkindern gelingt es nicht, all dies in ihre Selbstorganisation zu integrieren, selbst wenn sie die Fähigkeit, die Befindlichkeit anderer zu ›lesen‹, entwickeln können.« (Fonagy et al. 2004, S. 64)

Die Ursachen für spätere Angststörungen werden aus psychoanalytischer Sicht wie beschrieben hauptsächlich in der frühkindlichen Entwicklung gesehen. Durch frühe Bindungsprobleme ausgelöst, zeigt sich die Angst später insbesondere durch Schwierigkeiten mit der Affektregulierung in Beziehungen.

Literatur

American Psychiatric Association (APA) (2013). *Diagnostic and Statistical Manual of Mental Disorders (DSM-5)*. Arlington: American Psychiatric Publishing.
Arbeitsgemeinschaft für Methodik und Dokumentation in der Psychiatrie (AMDP) (Hrsg.). (2016). *Das AMDP-System: Manual zur Dokumentation psychiatrischer Befunde (9. Auflage)*. Göttingen: Hogrefe.
Balint, M. (1999). *Angstlust und Regression: Therapeutische Aspekte der Regression (5. Auflage)*. Stuttgart: Klett-Cotta.
Bandelow, B., Aden, I., Alpers, G. W., et al. (2021). *S3-Leitlinie Behandlung von Angststörungen, Version 2.0*. https://register.awmf.org/assets/guidelines/051-028l_S3_Angststörungen_2014-05_1.pdf
Bandelow, B., Lichte, T., Rudolf, S., et al. (2015). The German guidelines for the treatment of anxiety disorders. *European Archives of Psychiatry and Clinical Neuroscience, 265*, 363–373.
Bateman, A. W., & Fonagy, P. (2012). *Handbook of mentalizing in mental health practice*. American Psychiatric Publications.
Beesdo-Baum, K., & Knappe, S. (2012). Developmental epidemiology of anxiety disorders. *Child and Adolescent Psychiatric Clinics of North America, 21*, 457–478.
Benecke, C., & Staats, H. (2017). *Psychoanalyse der Angststörungen*. Stuttgart: Kohlhammer.
Bleuler, E. (1916). *Das Lehrbuch der Psychiatrie*. Berlin: Springer.
Bowlby, J. (1969). *Attachment and loss*. London: Basic Books.
Buchheim, A. (2011). Borderline-Persönlichkeitsstörung und Bindungserfahrung. In B. Dulz, S. Herpertz, O. F. Kernberg, U. Sachsse (Hrsg.), *Handbuch der Borderline Persönlichkeitsstörungen* (2. Auflage, S. 158–167). Stuttgart: Schattauer.
Chavanne, A. V., & Robinson, O. J. (2021). The overlapping neurobiology of induced and pathological anxiety: a meta-analysis of functional neural activation. *American Journal of Psychiatry, 178*, 156–164.
De Kloet, E. R., Joëls, M., & Holsboer, F. (2005). Stress and the brain: from adaptation to disease. *Nature Reviews Neuroscience, 6*, 463–475.
Dilling, H., Mombour, W., & Schmidt, M. H. (1991). *Internationale Klassifikation psychischer Störungen: ICD-10, Kapitel V (F)*. Klinisch-diagnostische Leitlinien, Weltgesundheitsorganisation. Bern: Huber.
Ermann, M. (2023). *Angst und Angststörungen: Psychoanalytische Konzepte (3. Auflage)*. Stuttgart: Kohlhammer.
Euler, S., & Walter, M. (2020). *Die Mentalisierungsbasierte Psychotherapie (MBT) (2. Auflage)*. Stuttgart: Kohlhammer.
Flückiger, C., & Hoyer, J. (2022). Angst- und Sorgenmodelle in der modernen Kognitiven Verhaltenstherapie. *PiD-Psychotherapie im Dialog, 23*(03), 17–23.
Fonagy, P. (2003). *Bindungstheorie und Psychoanalyse*. Stuttgart: Klett-Cotta.
Fonagy, P., Gergely, G., Jurist, E. L., et al. (2004). *Affektregulierung, Mentalisierung und die Entwicklung des Selbst*. Stuttgart: Klett-Cotta.
Freud, S. (1917). *Vorlesungen zur Einführung in die Psychoanalyse*. GW 11.
Freud, S. (1926). *Hemmung, Symptom, Angst*. GW 14.
Freud, S., & Breuer, J. (1895). *Studien über Hysterie*. GW 1.
Harrewijn, A., the ENIGMA-anxiety working group (2021). Cortical and subcortical brain structure in generalized anxiety disorder. *Translational Psychiatry, 11*, 502.
Heidegger, M. (1993). *Sein und Zeit (17. Auflage)*. Tübingen: Max Niemeyer Verlag.

Horney, K. (1937/1997a). *Der neurotische Mensch unserer Zeit*. Frankfurt a. M.: Fischer.
Horney, K. (1951/1997b). *Neurose und menschliches Wachstum*. Frankfurt a. M.: Fischer.
Jaspers, K. (1965). *Allgemeine Psychopathologie (8. Auflage)*. Stuttgart: Springer (1913).
Kagan, J., Reznick, J. S., & Snidman, N. (1988). Biological bases of childhood shyness. *Science, 240(4849)*, 167–171.
Kernberg, O. F. (1978). *Borderline-Störungen und pathologischer Narzissmus*. Frankfurt a. M.: Suhrkamp.
Kessler, R. C., Petukhova, M., Sampson, N. A., et al. (2012). Twelve month and lifetime prevalence and lifetime morbid risk of anxiety and mood disorder in the United States. *International Journal of Methods in Psychiatric Research, 21*, 169–184.
Kielholz, P. (1967). *Angst. Psychische und somatische Aspekte*. Bern: Huber.
Kierkegaard, S. (1844/1991). *Der Begriff Angst*. Hamburg: eva Taschenbuch.
Klaesi, J. (1956). Eugen Bleuler (1857–1939). In K. Kolle (Hrsg.), *Große Nervenärzte*. Bd 1. Stuttgart: Thieme.
Klein, M. (1962/2001). *Das Seelenleben des Kleinkindes (7. Auflage)*. Stuttgart: Klett-Cotta.
Kohut, H. (1976). *Narzißmus. Eine Theorie der psychoanalytischen Behandlung narzißtischer Persönlichkeitsstörungen*. Frankfurt a. M.: Suhrkamp.
Kohut, H. (1979). *Die Heilung des Selbst*. Frankfurt a. M.: Suhrkamp.
Kraepelin, E. (1903). *Psychiatrie. Ein Lehrbuch für Studierende und Ärzte (7. Auflage)*. Leipzig: Barth.
Kraepelin, E. (1909). Psychiatrie. *Ein Lehrbuch für Studierende und Ärzte (8. Auflage)*. Leipzig: Barth.
LeDoux, J. (1996). *The emotional brain*. New York: Simon and Schuster.
LeDoux, J. (2000). Emotion circuits in the brain. *Annual Review of Neuroscience, 23*, 155–184.
Lorenzini, N., & Fonagy, P. (2013). Attachment and personality disorders: a short review. *Focus, 11*, 155–166.
Margraf, J., & Ehlers, A. (1989). Etiological models of panic: Psychophysiological and cognitive aspects. In R. Baker (Ed.), *Panic Disorder: Research and Therapy*. London: Wiley.
Mizzi, S., Pedersen, M., Lorenzetti, V., et al. (2022). Resting-state neuroimaging in social anxiety disorder: a systematic review. *Molecular Psychiatry, 27*, 164–179.
Pavlov, I. (1927). *Conditioned reflexes*. London: Oxford University Press.
Reiss, S., & McNally, R. J. (1985). Expectancy model of fear. In S. Reiss & R. R. Bootzin (Hrsg.), *Theoretical issues in behavior therapy* (S. 107–121). New York: Academic Press.
Skinner, B. F. (1938). *The behavior of organisms: an experimental analysis*. New York: Appleton-Century-Crofts.
Soyka, M., Batra, A., Heinz, A., et al. (Hrsg.) (2019). *Suchtmedizin*. München: Urban & Fischer/Elsevier.
Szuhany, K. L., & Simon, N. M. (2022). Anxiety disorders: A review. *JAMA, 328*, 2431–2445.
Walter, M., & Bilke-Hentsch, O. (2020). *Narzissmus. Grundlagen, Formen, Interventionen*. Stuttgart: Kohlhammer.
Walter, M., & Gouzoulis-Mayfrank, E. (Hrsg.) (2019). *Psychische Störungen und Suchterkrankungen. Diagnostik und Behandlung von Doppeldiagnosen (2. Auflage)*. Stuttgart: Kohlhammer.
Walter, M., & Lang, U. (2022). *Psychiatrische Notfälle (3. Auflage)*. München: Ecomed.
White, K. S., & Barlow, D. H. (2002). Panic disorder and agoraphobia. In D. H. Barlow (Hrsg.), *Anxiety and its disorders* (S. 328–379). New York: Guilford.
Winnicott, D. W. (1976). *Von der Kinderheilkunde zur Psychoanalyse*. München: Kindler.
Winnicott, D. W. (1974). *Vom Spiel zur Kreativität*. Stuttgart: Klett.
World Health Organization (WHO) (2023). *ICD-11*. https://icd.who.int/browse11/l-m/en, Zugriff am 15.07.2024
Zwanzger, P. (Hrsg.) (2019). *Angst. Medizin, Psychologie, Gesellschaft*. Berlin: Medizinisch Wissenschaftliche Verlagsgesellschaft.